スポーツ外傷の
プライマリ・ケア

Primary Care to Sport External Injuries

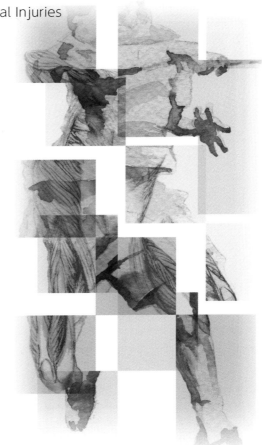

● 編集

岩噌弘志
関東労災病院スポーツ整形外科　部長

深井　厚
関東労災病院スポーツ整形外科　副部長

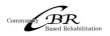

編集者の言葉

よく、"スポーツ整形は、整形外科とどう違うのですか？"と尋ねられることがあります。見学に来る学生さんや専攻する科を検討している研修医の先生だけではなく、同じ病院の整形外科や他科の先生にも聞かれることがあります。

"スポーツ整形"というネーミングから、漠然とながらも科のイメージはわきやすいので、"ああ、あのラグビーの試合で選手が倒れたときに、やかん持って走っている、あの人ね⁉"という印象を持たれやすいです。事実、同僚の整形外科の先生でも、"スポーツ選手だけ診ている整形外科医"と思ってらっしゃる方がたくさんいらっしゃいます。

そこでこの場をお借りして、"スポーツ整形とは？"について少し述べさせていただこうと思います。

日本のスポーツ整形外科の歴史を紐とくと、1980 年に中嶋寛之先生が関東労災病院に日本で最初のスポーツ整形外科を創立されました。そのきっかけとなったのが、膝の前十字靭帯損傷の診断と治療でした。今では整形外科の先生のみならず、多くのアスリートの間でも広く知られるようになった疾患ですが、MRI もなかった当時は、診断に難渋するどころか疾患の存在すらもわからないものでした。

"膝をひねって腫れたけど 1 か月もすれば軽く走れるようになった。でも、ひねると膝が痛くなり、ランニングはできるけど、スポーツは満足にできない"という症状は、当初は膝の「半月板損傷」として扱われ、手術が行われてきました。しかしながら、半月板切除をしてもスポーツに復帰できない選手が少なからずいることから、中嶋先生は原因が別にあると考えられ、ようやくこの疾患の存在を突き止め、診断方法と手術治療法を編み出されたのでした。

その後、MRI の登場と関節鏡の技術革新・手術手技の進歩により、前十字靭帯損傷はスポーツ整形外科医であれば、診断と手術は通常の治療として行うことができる疾患になりました。現在では、膝前十字靭帯損傷はスポーツ整形外科の代表的疾患であります。

つまり、スポーツ整形外科とは、"スポーツで受傷した整形外科的疾患の治療を行っている科"であります。平易ないい方をすれば、"日常生活に支障はないが、スポーツ活動には支障を来す疾患の診療を行っている科"といえます。

具体的には、膝前十字靭帯損傷以外に疲労骨折・肉離れ・反復性肩関節脱臼などがあります。疲労骨折のなかでも、例えば第 5 中足骨基部疲労骨折は、レントゲンでは骨折線は tiny で、保存的加療で骨折線は消失傾向に向かいます。そのため、一般整形外科医は、"こんな小さな骨折線で、転位がなければ保存的加療で十分"と判断してしまいます。

しかしながらスポーツ選手の場合は、保存療法で症状やレントゲン所見は改善しても、スポーツ復帰すれば再骨折（再発）してしまうことが多く、手術加療が必要になることがほとんどです。

肉離れに関しても同様で、一番ポピュラーで治療を慎重に進める必要がある、大腿屈筋の肉離れでは通常、"湿布を貼って安静にしていればいいですよ"とのアドバイスで終わってしまうことがほとんどです。しかしスポーツ選手にとって大腿屈筋の肉離れは、適切な治療を行わないと選手生命にもかかわる重症な怪我なのです。昨今では、日本ハムの大谷選手が受傷から復帰までに 2 か月余りを要したのは記憶に新しいところです。

以上のように"日常生活には困らないものの、スポーツ活動には支障を来す疾患"に関して、その診断を中心に本書ではまとめてみました。読者の皆様の診療の一助になれば幸いと考えています。

岩噌弘志

目　次

概　説

スポーツ外傷の病態と診断 ……………………………………………… 8
スポーツ整形外科の役割／一般整形外科と治療方針が異なる外傷／スポーツ活動中に生じるスポーツ特有の外傷／まとめ

Chapter 1　スポーツ外傷の基礎知識

専門医に送るタイミング ………………………………………………… 18
スポーツ傷害とプライマリ・ケア／一般整形外科医と専門医の連携／上肢のスポーツ傷害／下肢のスポーツ傷害／頭部・脊椎・体幹の主なスポーツ傷害／まとめ

女性アスリートの諸問題 ………………………………………………… 26
女性アスリートが抱える婦人科問題／女性アスリートの三主徴／疲労骨折と女性アスリートの三主徴／コンディションに影響を与える女性特有の問題／婦人科受診のためのチェックリスト／前十字靱帯損傷とホルモンの関係／最後に

ドーピング ………………………………………………………………… 38
アンチ・ドーピング組織とその活動／ドーピング禁止物質・禁止方法／ドーピング禁止物質の確認方法／TUE について／各疾患治療薬におけるドーピング禁止物質

Chapter 2　各種疾患のマネジメント・発生機序・病態・治療法

❖ 肩関節疾患

外傷性肩関節脱臼 ………………………………………………………… 50
はじめに／病態／診断／鑑別診断／整復／治療方針

腱板損傷 …………………………………………………………………… 62
はじめに／腱板機能／腱板損傷の病態／腱板損傷の分類／診断／治療／予後／術後成績不良因子／術後リハビリテーション

肩鎖関節脱臼 ……………………………………………………………… 76
受傷機転と診断／治療方針／保存療法について／手術療法について

❖ 肘関節疾患

外側型野球肘（離断性骨軟骨炎） ……………………………………… 84
疫学／発生原因／投球動作の肘関節運動／画像診断／保存治療／保存治療の限界／手術治療／術式について

内側型野球肘 ……………………………………………………………… 92
肘尺側側副靱帯の構造と機能／所見／成長期における内側型野球肘／治療／競技種目と手術方式

❖ 膝関節疾患

前十字靱帯損傷 ··· 98
前十字靱帯損傷とは／病態生理／症状／診断／治療／予防

半月板損傷 ·· 114
半月板とは／半月板の解剖／半月板損傷の診断／関東労災病院での治療の実際

❖ 下腿疾患

下腿疲労骨折 ··· 124
下腿疲労骨折とは／関東労災病院における受診者／病態生理／症状／診断／治療

シンスプリント ·· 132
シンスプリントとは／症状／診断／治療

❖ 足関節・足部疾患

アキレス腱断裂 ·· 136
アキレス腱断裂の受傷機転／症状／診断／治療／後療法／陳旧性断裂について

足関節外側靱帯損傷 ·· 140
足関節外側靱帯損傷とは／足関節外側靱帯の解剖／診断／鑑別疾患／治療／靱帯損傷後合併症

足関節骨軟骨損傷 ·· 150
足関節骨軟骨損傷の病態／診断／治療

足関節骨棘 ·· 156
足関節骨棘とは／症状／診断／治療／足関節骨棘骨折

ジョーンズ骨折 ·· 160
ジョーンズ骨折とは／ジョーンズ骨折の危険因子／ジョーンズ骨折の治療／ジョーンズ骨折の症状・所見／診断／関東労災病院の治療

❖ その他

肉離れ ·· 168
肉離れとは／疫学／肉離れの原因／診断／肉離れ症例／治療／特殊治療／再発と予防／治療後のマネジメント

編著者一覧

編　者

岩噌　弘志　　独立行政法人労働者健康安全機構
　　　　　　　　関東労災病院スポーツ整形外科　部長

深井　　厚　　独立行政法人労働者健康安全機構
　　　　　　　　関東労災病院スポーツ整形外科　副部長

執筆者（50音順）

岩噌　弘志　　独立行政法人労働者健康安全機構
　　　　　　　　関東労災病院スポーツ整形外科　部長

笠原　靖彦　　関東労災病院スポーツ整形外科

鹿毛　智文　　社会福祉法人　三井記念病院整形外科

後藤　秀隆　　関東労災病院スポーツ整形外科

眞田　高起　　関東労災病院スポーツ整形外科　副部長

深井　　厚　　関東労災病院スポーツ整形外科　副部長

福田　直子　　国立スポーツ科学センター
　　　　　　　　メディカルセンタースポーツクリニック整形外科

本田英三郎　　関東労災病院スポーツ整形外科

山神　良太　　東京大学医学部附属病院整形外科

概説
スポーツ外傷の病態と診断

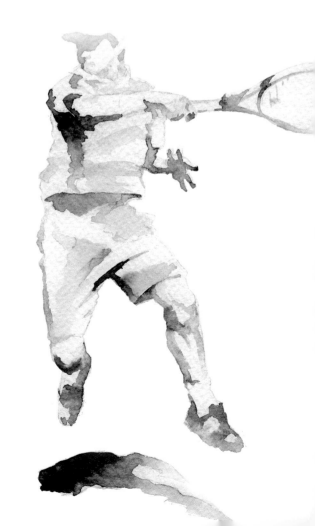

概説

スポーツ外傷の病態と診断

🔑 KeyWords　スポーツ外傷、MRI、疲労骨折

岩噌　弘志

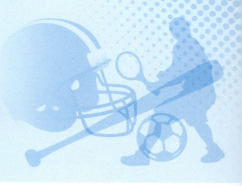

> ★本章のポイント
>
> 　スポーツ整形外科は、スポーツ復帰のための整形外科と捉えるのが一般的です。疾患としては、一般整形外科でもみられる外傷のほかに、スポーツ活動中に起こるスポーツ特有の外傷があります。スポーツ特有の外傷の場合は、そのスポーツ要求度によって一般整形外科とは治療方針が異なります。
> 　スポーツ特有の外傷の診断に関しては、種目や症状の部位から、スポーツ外傷特有の疾患理解に基づいて診断を行う必要があります。単純X線検査では確診が得られないことも多く、その際にはMRI検査が有用です。ただし、MRIには経済的・時間的制約があるため、今後は超音波エコー検査の重要性がますます増すものと思われます。

スポーツ整形外科の役割

　リオデジャネイロオリンピック・パラリンピックでの日本選手団の活躍はいまも記憶に鮮やかです。ところで、スポーツには見て応援するという面と自ら行い楽しみ、自分を高めるという面があります。また、スポーツを職業とする人もいます。スポーツ整形外科では、このうちスポーツを職業とする人を含め、スポーツを自ら行う人のための医学を実践しています。なお本稿では、スポーツによる急性外傷と慢性の傷害をまとめて「スポーツ外傷」と呼ぶこととします。

　診療する疾患としては、一般整形外科でも見られる外傷とスポーツ活動中に起こるスポーツ特有の外傷があります。スポーツ整形外科と一般整形外科との違いは、スポーツ整形外科はスポーツ復帰のための整形外科と捉えるのが一般的です。

　例えば転倒による脛骨骨折の治療は、一般整形外科でもスポーツ整形外科でも保存療法か手術療法かの選択となる点はおおむね同じです。しかし、通常はギプスなどの外固定による保存療法で骨折治癒が得られる骨折型であっても、スポーツ整形外科ではスポーツ選手の1日も早い復帰のために、手術による種々のリスクを納得のうえで、手術による内固定と早期の関節運動を開始するという例外的ケースも存在します。

　またスポーツ活動に特有な外傷としては、代表的なものとして疲労骨折・肉離れ・関節の靱帯損傷・反復性脱臼などが挙げられます。

　以下に代表疾患・例を供覧し、スポーツ整形外科の概略を述べていきます。

一般整形外科と治療方針が異なる外傷

1. アキレス腱断裂

　アキレス腱断裂はスポーツ時に多い疾患ですが、通常の生活上でも踏み込み動作などによっても生じます。治療にはギプスの外固定による保存的治療と手術的治療とがありますが、両者の優劣性に関しては多くの報告をもってしても

結論は出ていません。

手術療法の merit は外固定期間が短く再断裂率が低いことですが、一方で手術創の有痛性瘢痕と感染リスクがあることが demerit です。スポーツ愛好家でなければ、保存療法と手術療法の得失を説明してご本人に選択してもらうのが一般的です。しかしながらスポーツ選手の場合には、よほどのことがない限り手術療法を希望しますし、医療側も手術療法を勧めるのが現状です。

2. 骨 折

上記にも一部述べましたが、一般的には保存療法で十分骨癒合が得られると判断できる骨折型（下腿骨・足関節・前腕骨・中手骨・中足骨・鎖骨骨折など）でも、スポーツ選手にとっては長期の外固定は大きな demerit となります。彼らは一般人と異なり、連日何らかのトレーニングやスポーツ活動を行っているのが通常であり、"体を動かさない"ことが肉体的・精神的に大きなストレスを生じさせます。加えて、一旦は"戦線を離脱"せざるを得ない状態になりますから精神的ストレスは計り知れず、その対応もスポーツ外傷治療の大事な側面です。

例えば下腿骨骨折の場合、手術を行い強固な内固定を使用したとしてもすぐに患肢に全荷重負荷できるわけではありませんが、創が治癒すれば"汗はかける"ので健側の筋力強化や、上肢・体幹の筋力強化は行えます。患肢に関してもプール内歩行や足関節や膝関節の可動域訓練も行えますし、負荷を軽くして下腿三頭筋や大腿四頭筋・大腿屈筋の筋力強化も行えます。手術療法の demerit を承諾してもらうことが前提ではありますが、手術療法はこのような場合に merit が大きいと考えます。

スポーツ整形外科の重要な業務のひとつとして、スポーツ外傷の患者さんにスポーツ復帰時期の見込みを立てるということがあります。

例えば、通常の患者さん（スポーツ非愛好家）の骨折であれば、2か月ほどで骨癒合が得られ

そうであれば、1か月ほどのリハビリテーションを見込み、「全治まで3か月くらいですね」となります。しかし、プロスポーツ選手やトップアスリートの場合には、全治見込みは骨折が癒合するまでの期間の2倍をおおよその目安にします。骨癒合が2か月程度と予想されるのであれば、復帰予想（合流予想）を4か月とします。

彼らの場合、"骨がくっついてリハビリして、ちょっと走れる"ようになったくらいでは治療を終了できません。筋力を強化してその種目に必要な動作が行え、元に復帰した時点が治療終了となります。この後半部分のリハビリテーションを"アスレチックリハビリ"といいます。骨折治療の場合、手術後に患部外トレーニングを早期に開始し、患部のトレーニングも行えるものから可及的早期に開始することは、アスレチックリハビリの期間を短縮するために有効で、スポーツ復帰までの期間の短縮につながることになります。

スポーツ活動中に生じるスポーツ特有の外傷

1. 靱帯損傷

1）膝

膝関節には大きな靱帯としては、内側側副靱帯（MCL）、外側側副靱帯（LCL）、前十字靱帯（ACL）、後十字靱帯（PCL）の4つがあります（図1）。

スポーツ中に膝を捻って受傷すると、大抵は腫脹と疼痛を生じスポーツ活動の継続は不可能になりますが、跛行になるものの荷重歩行は可能なことが多いです。単純X線検査で骨折などの異常所見が認められなければ、通常は1か月程度で歩行や階段の昇降は問題なく行えるようになります。しかし、スポーツ活動中に膝関節を捻転すると疼痛や腫脹を生じスポーツ復帰できない、といったことがしばしば起こります。

MCLとLCLに関しては、時間経過とともに損傷した靱帯は自己治癒するので保存的に加療

概説

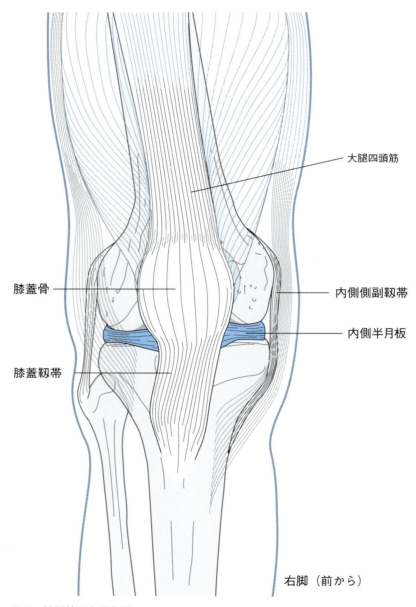

図1 膝関節の主要靱帯

しますが、ACLに関しては多くの場合、手術加療が必要となります。

膝の靱帯損傷は、"日常生活には支障をきたさないが、スポーツにはまだ復帰できない"外傷として、最もスポーツ外傷らしい代表的な疾患です。診断は病歴・徒手検査・MRI検査で行います。

2）足関節

いわゆる捻挫です。内反捻挫が全捻挫の80％以上を占めるといわれています。よくいわれる"クセになる"とは、正しい治療を受けなかったために靱帯は弛緩または断裂した状態のままであり、その状態でスポーツ復帰したために関節の不安定性は残存し、内反肢位で容易に再受傷

してしまう状態を指します。

初回受傷時に正確な診断をつけ適切な治療を行えば、このような現象は回避できます。骨折の確認のため単純X線撮影を行い、靱帯損傷の診断は徒手検査・単純X線ストレス検査・MRI検査で行います。前距腓靱帯と踵腓靱帯の断裂はⅢ度（表1）の損傷で、積極的治療の適応です。ギプスによる保存治療と靱帯修復の手術療法に関してはその優劣はつけ難く、個々の症例に応じた判断となります。陳旧化してしまったⅢ度損傷の場合、テーピング・腓骨筋腱強化・インソールなどの保存的加療でスポーツ活動に支障が生じる場合には靱帯再建術の適応となります。

2. 肉離れ

スポーツ活動時に起こる外傷には軽傷のものから重症のものまでありますが、歩行可能であることと指導者を含めて周囲に受傷経験者が多いためか重症感がなく、医療機関を受診することは少ないです。そのため長期化・重症化する例が少なからずあります。

かといって"適切な治療"のgold standardがあるわけではなく、症例によっては専門機関でも治療に難渋することが多く、スポーツドクターとしては"悩ましい"外傷のひとつです。某プロサッカーチームでは、ある主力選手が同部位に1年に3回も肉離れを受傷しメディカルスタッフの責任問題に発展したことがあります。

1) 下腿三頭筋

別名、テニスレッグともいわれ、多くは腓腹筋の内側に発生します。重症例では復帰までに6～8週を要します。MRI検査などの検査は不要

で臨床所見で診断がつきます。

2) 大腿屈筋

多くはハムストリングに起こします（図2）。完全断裂では手術的修復術が必要です。完全断裂でなくとも長期のリハビリテーション（通常2～3か月）を要し、再発率も高く難治性の疾患です。そのため、予防策としてのrisk factorの検索は大事ですが、ハムストリング自体のtightness・膝伸筋筋力と屈筋筋力の筋力不均衡・走行時フォーム・コンディショニング不良などが複合的に絡んでいることは確かです。

臨床所見から診断は容易ですが、重症度の判定や経過観察には超音波エコー検査またはMRI検査が必須です。

筋断裂による血腫の瘢痕化を防ぐために、受傷早期に"すりこぎ棒"のようなものを押しつけて転がす民間療法がありますが、激痛を伴うものの一定の効果がみられる印象があります。しかし、無作為対照比較試験のようなエビデンスはありません。

3) 大腿四頭筋・股関節内転筋

いずれも臨床所見で診断は容易です。大腿屈筋より再発率は低いのですが、スポーツ復帰はしているものの疼痛とツッパリ感が残存している例が多いです。また重症例では長期化することも多いです。

4) その他

珍しい例として、股関節外旋筋の梨状筋の肉離れがあります。臨床所見から疑われるものの確診に至らず、MRI検査で診断がついたことがありました。スポーツ整形外科の分野におけるMRI検査の役割が大きくなってきたことを示す一例です。

3. 疲労骨折

スポーツ外傷の代表的疾患のひとつです。全身の種々の骨に起こりますが、大事なことは診断の方法論と手術適応の有無です。

診断に関しては、骨折の一種なので当然、単純X線検査が第一選択となりますが、発症初期

表1 外側靱帯損傷の重症度

重症度	前距腓靱帯	踵腓靱帯
Ⅰ	部分断裂	断裂なし
Ⅱ	完全断裂	部分断裂
Ⅲ	完全断裂	完全断裂

Ⅲは、積極的治療の適応.

概説

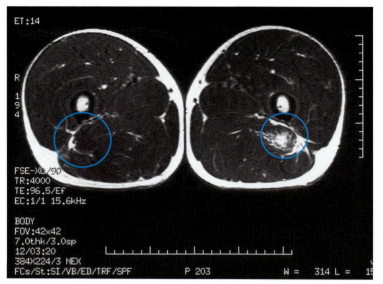

図2　ハムストリング肉離れのMRI像
左大腿屈筋にhigh signalを認めます．

では単純X線検査で骨折線が確認できないことと、通常の単純X線検査では確認不可能な症例があることを念頭に置く必要があります。疲労骨折の診断において大事なことは、病歴と圧痛から疲労骨折を疑うこと、次に単純X線検査で骨折線が確認できなくとも疑われる疲労骨折に有用な二次検査を行うことの2点です。

例外として、大腿骨骨幹部疲労骨折のように圧痛部位が明確でないものもありますが、通常は骨折部位に圧痛が存在します。大腿骨頸部疲労骨折のように深部で圧痛の確認が困難なものでも、股関節の他動的運動痛は存在します。また二次検査としてはMRI検査とCT検査が代表的ですが、時間的・経済的な面から現実的ではない場合、2～3週後に再度、単純X線を撮影することにより骨折線または仮骨形成が確認できることが多いことも考慮すべき点です。

疲労骨折の診断には病歴と圧痛が重要である旨を述べましたが、病歴の重要性として、疲労骨折の頻度が高いスポーツ種目があることを知識として知っていることが大事です。以下に代表的な疲労骨折に関して概略のみ述べます。

1）脛骨疲労骨折

骨幹部中央の跳躍型疲労骨折（図3）は文字どおり跳躍動作などにより生じることが多く、非常に難治性です。保存療法では治癒までに長期を要するため、手術療法（図4）が選択されることが多いのですが、手術によっても完全な治癒が得られないこともあります。また、放置しておいて完全骨折に至った例の報告もあります。

診断は、圧痛部位を単純X線検査で詳細に観察すると骨折線が確認される場合がほとんどです。臨床的に本骨折が疑われるものの単純X線検査で異常所見が確認できない場合には、MRI検査（図5）を行えば確実です。一方、脛骨骨幹端の疲労骨折は疾走型疲労骨折と呼ばれ、保存的加療にて良好な治癒が得られます。診断は、単純X線検査で骨膜反応を確認して行います（図6）。

2）中足骨疲労骨折

骨幹部から骨幹端に発生します。第2中足骨（図7）から第4中足骨の疲労骨折は保存的加療で治癒しますが、第5中足骨基部疲労骨折（図

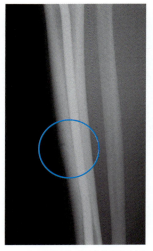

図3 脛骨跳躍型疲労骨折の単純X線像
脛骨骨幹部中央に骨透亮像を認めます．

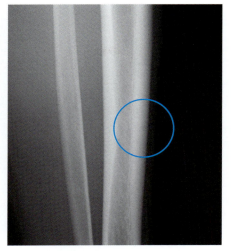

図4 脛骨跳躍型疲労骨折の手術例
髄内釘固定術施行例です．

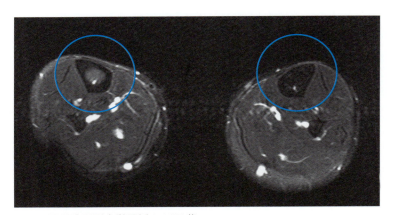

図5 脛骨跳躍型疲労骨折のMRI像
脛骨骨髄内に信号強度の変化を認めます．

8) は難治性で手術適応です．内固定のみでは偽関節や遷延癒合となることが多く，骨移植の併用が必要です．中足骨の外側の底面から骨折が生じることが多いため，斜位の単純X線検査が診断には有用です．

3) 有鈎骨鈎疲労骨折

野球のバットやテニスラケット・ゴルフクラブなどの固いグリップによる頻回の微小外力によって生じる手首の疲労骨折です．診断がつかず，引退に追い込まれた選手が相当数いるといわれています．

診断は，上記のような道具を使用するスポーツでグリップエンドが当たる鈎状突起の圧痛を認めた場合，本疾患を強く疑うべきです．単純X線検査でも手根管撮影で骨折を確認できる場合がありますが，CT検査が非常に有用です（図9）．保存的加療で治癒する率は低く，手術加療で鈎状突起を切除するのが一般的です．

4. 肘離断性骨軟骨炎

いわゆる"野球肘"のひとつで，本症は外側

概説

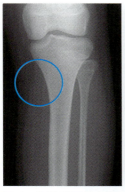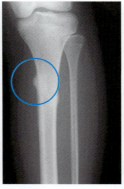

図6 脛骨跳躍型疲労骨折の単純X線像
左：骨幹端部に圧痛を認めるも単純X線所見では異常を認めません．
右：2週後の撮像で著明な骨膜反応が確認できます．

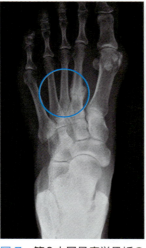

図7 第2中足骨疲労骨折の単純X線像
保存的加療にて良好な骨癒合が確認できます．

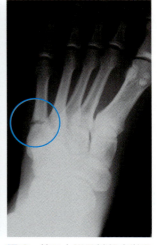

図8 第5中足骨基部疲労骨折の単純X線像
難治性骨折で手術適応です．

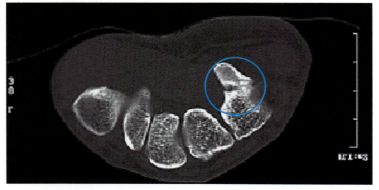

図9 有鈎骨鈎状突起骨折のCT像
CT検査は本骨折には極めて有効です．

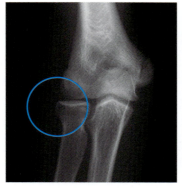

図10 肘離断性骨軟骨炎の単純X線像
上腕骨小頭に骨透亮像を認めます．

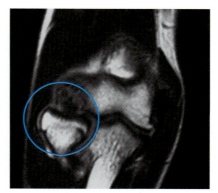

図11 肘離断性骨軟骨炎のMRI像
上腕骨小頭にlow signal areaを認めます．

型です。内側型の野球肘は保存療法で治癒することが多いのですが、本症には正確な診断と適切な加療が必要です。病期と病型によっては手術加療が必要です。

診断は単純 X 線検査で可能なこともありますが、MRI 検査が病期判定などには有効です（図 10・11）。野球肘検診では、症状と超音波エコー検査で一次検診を行っても見逃しの可能性は低いといわれています。

まとめ

スポーツ整形外科とスポーツ外傷について概略を述べました。①スポーツ要求度によって治療方針は異なること、②スポーツ特有の外傷があること、の 2 点が肝要です。

スポーツ特有の外傷の診断に関しては、種目や受傷部位から、スポーツ外傷特有の疾患理解に基づいて診断を行う必要があります。多くは損傷が微細で、単純 X 線検査では確診が得られないことも多いのですが、MRI 検査は多くの例で有用です。ただ、MRI 検査には経済的・時間的制約があるため、今後は超音波エコー検査の重要性がますます増すものと思われます。

Chapter 1
スポーツ外傷の基礎知識

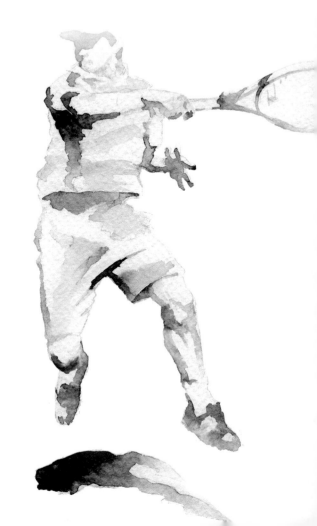

Chapter 1 スポーツ外傷の基礎知識

専門医に送るタイミング

KeyWords 骨端線損傷、疲労骨折、若年者

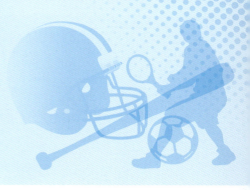

笠原　靖彦

> ★**本章のポイント**
>
> 　プライマリ・ケアの現場においても、近年、スポーツ傷害に遭遇することが増えています。こうしたスポーツ傷害の外来受診者の半数以上は高校生以下の若年者で、その重症化を避けるためには、何よりも成長期のスポーツ傷害を熟知した専門医との連携が必須です。
>
> 　適切な問診と適切な画像所見を得ることは、正しい診断を導くうえで重要ですが、受傷初期には単純Ｘ線所見が不明瞭なことも少なくなく、診断に苦慮することもしばしばです。まずは詳細な問診（年齢、性別、スポーツ種目、発症機序、練習量、グラウンドや用具、既往歴など）を行い、身体所見から起こり得るスポーツ傷害を推量し、適切な画像を撮影することが正しい診断を導く常道です。

スポーツ傷害とプライマリ・ケア

　近年、幅広い年齢層でスポーツ活動への関心が高まり、一般整形外科医にあってもスポーツ傷害を診察する機会が増加しています。

　スポーツ傷害は、骨、靱帯、骨格筋、関節に急激な力が作用して起こる急性の骨折、断裂、脱臼などのスポーツ外傷と、動作の繰り返しによって、骨、骨格筋、靱帯が損傷する overuse syndrome（使い過ぎ症候群）などのスポーツ傷害に分けられます。

　スポーツ傷害を持つ患者（選手ばかりではなく愛好家も含む）が整形外科を受診するのは、治療のためばかりではなく、傷害の原因や予防法などを求めてのことがよくあります。そうした患者に対して、疼痛の原因には言及せず、「画像上には異常はないので、安静にして服薬で経過をみましょう」といった対応では、多くの患者が失望してしまいます。

　スポーツ傷害の外来受診者の半数以上は、高校生以下の若年齢者です[1]。よって、成長期のスポーツ外傷・障害を見逃さない医学的知識が大変重要であり、重症化する前に早期発見し、専門医と連携することが求められます。

　本稿では、プライマリ・ケアで遭遇することの多いスポーツ傷害を紹介し、これらを見逃さずに専門医へ送るタイミングについて述べていきます。

一般整形外科医と専門医の連携

　スポーツ傷害を臨床の現場で診断する場合に最も重要なのは問診です。問診には、年齢や性別、スポーツ種目、発症機序（特に受傷肢位や onset の有無）、練習量、グラウンドや用具、既往症が必要になります[2]。

　スポーツや運動にはそれぞれの種目や動作に特異性があり、受傷機転や動作から鑑別疾患を挙げる癖をつけることが重要です。さらに、圧痛、腫脹の部位、荷重時痛や抵抗時痛、ストレッチ時痛の有無などの身体所見と画像診断の一致を常に意識することも重要です。

表1　上肢の主なスポーツ傷害[2,4,5]

部　位		主なスポーツ傷害
肩関節	外傷	肩関節脱臼、肩鎖関節脱臼、胸鎖関節脱臼、鎖骨骨折、腱板断裂、上腕二頭筋腱断裂、大胸筋断裂、投球骨折
	障害	野球肩（投球障害肩：リトルリーガー肩、SLAP（肩関節上方関節唇）病変、Bennett病変など）、インピンジメント症候群、絞扼性神経障害
肘関節前　腕	外傷	肘関節脱臼、内側側副靱帯損傷、内側上顆骨端線離開、小児の肘関節周囲骨折、前腕骨折（Monteggia骨折、Gareazzi骨折など）
	障害	離断性骨軟骨炎、上腕骨外上顆炎（テニス肘）、上腕骨内上顆炎（ゴルフ肘）、肘部管症候群、肘頭骨端炎、肘頭疲労骨折、尺骨疲労骨折
手関節手　指	外傷	TFCC（三角線維軟骨複合体）損傷、橈骨遠位端骨折、舟状骨骨折、有鈎骨鈎部骨折、槌指、近位指節間関節関節尺側側副靱帯損傷、Bennett骨折、ボクサー骨折、母指MP（中手指節間関節）関節尺側側副靱帯損傷
	障害	Kienböck病、腱鞘炎、手関節不安定症、末梢血管障害、手指疲労骨折（中・環指）

　適切な問診と身体所見から起こり得るスポーツ傷害を推量して適切な画像を撮影することが、正しい診断を導く常道です。これらの基本的な診断過程が正確に行われなければ、たとえCT検査やMRI検査、超音波エコー検査などの精密画像診断を行っても正確な診断は得られません[3]。

　スポーツ傷害のなかには、初診時に単純X線像だけではわかりづらい骨折・骨端線損傷や骨端症が含まれ、さらに診断自体は容易であっても、適切な後療法が行われなかったために症状が再発するケースもあります。

　例えば、腰椎分離症、舟状骨骨折、離断性骨軟骨炎、腓骨筋腱脱臼などは、見逃しやすいスポーツ傷害です。初診時の正確な診断と病期評価ができれば、厳密な保存治療にて治癒が得られるスポーツ傷害であり、早期から専門医の判断を仰ぐべきです。

　一方で、Osgood-Schlatter病や肉離れなどは、診断自体は比較的容易なのですが、適切な加療期間を確保しなかったり、適切な予防策を講じなかったりすると再発を繰り返し、治療に難渋してしまいます。再発を繰り返す場合には専門医に意見を求めるべきです。

　また、スポーツ整形外科の進歩とともに、スポーツ選手に対するリハビリテーションはアスレチックリハビリテーションと呼ばれる、専門的なリハビリテーションが必要とされるようになりました。サッカー選手に多い鼠径部痛症候群や野球選手に多い投球障害肩などについては、短期間の安静で改善しない場合には早期からの専門医の介入が望ましいです。

　以下に、プライマリ・ケアにおいて遭遇する機会の多い代表的なスポーツ傷害を部位別に挙げます。

上肢のスポーツ傷害

　表1[2,4,5]に上肢の主なスポーツ傷害を示しました。

1. 肩関節周辺

　競技中に手や肘をついて転倒したり、肩から落下したりすると鎖骨骨折、肩関節脱臼、肩鎖関節脱臼、腱板断裂などの外傷が起こりやすいです。鎖骨遠位端骨折は手術適応のことが多く、早期の専門医へのコンサルトが考慮されます。腕神経叢や腋窩神経の損傷を伴う肩関節脱臼や反復性に移行した肩関節脱臼、Rockwood type Ⅲ-Ⅳの肩鎖関節脱臼（78ページ参照）、若年者の外傷性腱板断裂についても、手術適応に関し早期の専門医のコンサルトが望ましいです。一方で胸鎖関節脱臼、肩関節後方脱臼、Rockwood typeⅠ-Ⅱの肩鎖関節脱臼について

は見逃しやすく注意が必要です[6]。

障害としては、投球動作の繰返しにより生じる様々な肩傷害の総称である野球肩が挙げられ、青少年期の投球時に痛みが生じ、球速が落ちる場合には専門医受診を勧めます。野球肩には、上腕骨近位骨端線離解であるリトルリーガー肩、肩甲骨関節窩後下縁の骨棘によりフォロースルーで疼痛を訴える Bennett 病変、上方関節唇が損傷しコッキング相から投球相で疼痛を訴える SLAP（肩関節上方関節唇）病変などがあります。

オーバーヘッドスポーツ選手の肩痛の原因として、肩関節周囲の神経障害（腋窩神経障害、肩甲上神経障害、胸郭出口症候群）は見逃しやすく、常に念頭に置く必要があります[6]。

2. 肘関節・前腕

外傷としては、肘関節脱臼や肘関節周囲の骨折、前腕の骨折は小児期に多くみられます。後外側回旋不安定性や神経障害を伴う肘関節脱臼、骨折後の腫脹が強い症例などは Volkmann 拘縮、コンパートメント症候群の発症を念頭に専門医受診を勧めます。Monteggia 骨折時の橈骨頭脱臼や若木骨折、可塑性変形などの特徴的な不全骨折は見逃しやすいです。

障害としては、繰り返される投球動作による肘の有痛性疾患、野球肘が挙げられます。部位により内側型、外側型、後方型に分類されますが、外側型のひとつである上腕骨小頭の離断性骨軟骨炎は後遺症が大きく、12〜15 歳で肘外側の痛みを訴える場合には専門医受診を勧めます。

一方で、内側上顆の裂離骨折や骨端線離開などの内側型は保存療法が奏効します。離断性骨軟骨炎の初期には症状も軽く、単純 X 線検査では病変部が不明瞭であることから見逃しやすくなります。また、後方型の肘頭疲労骨折、肘頭骨端線離開なども見逃しやすいです。尺骨疲労骨折は、ソフトボール投手や剣道で好発することが知られています[2]。

3. 手関節・手指

外傷として、いずれも転倒して手を突いて生じる三角線維軟骨複合体（TFCC）損傷や橈骨遠位端骨折、転落や背屈強制、キャッチングにより生じる舟状骨骨折、ゴルフ、テニス、野球などでグリップエンドが小指球部に衝突を繰り返し発症する有鉤骨鉤部骨折、槌指、Bennett 骨折、ボクサー骨折などの骨折、Skier's thumb（母指尺側側副靱帯損傷）や近位指節間関節（PIP）関節尺側側副靱帯損傷などの靱帯損傷、中手指節間関節（MP）関節での伸筋腱脱臼やジャージフィンガーなどの腱損傷など多岐です。

それぞれの外傷における手術適応を理解し、必要に応じて専門医受診が勧められます。舟状骨骨折や有鉤骨鉤部骨折などが見逃されやすく、それらを疑う際には適切な画像診断が行われる必要があります。

障害として、Kienböck 病、尺側手根伸筋腱や尺側手根屈筋腱の腱鞘炎、末梢血管障害などが挙げられます。Kienböck 病はテニスやゴルフなど、反復する軽微な外傷により生じる場合と剣道などで 1 回の外力で生じる場合があります。中指や環指の疲労骨折は、ボーリング時の捻れ動作で好発します。

下肢のスポーツ傷害

表 2[2,5,7] に下肢の主なスポーツ傷害を示しました。

1. 股関節・大腿

骨端線閉鎖前の成長期には、スポーツ外傷として骨盤周囲の裂離骨折が高頻度に発生します。好発部位と付着する筋、発生要因への理解が重要（表 3）で、正しい診断には単純 X 線の斜位像が有用になります。ほとんどが保存治療により治癒しますが、骨片が大きく、転位が著しい場合には手術適応となり、専門医受診が勧められます。

肉離れは、大腿四頭筋、ハムストリング、内転筋などに発生することが多く、軽症例では治

⑪専門医に送るタイミング

表2 下肢の主なスポーツ傷害[2,5,7]

部 位		主なスポーツ傷害
骨盤 股関節 大腿	外傷	骨盤裂離骨折（上前腸骨棘、下前腸骨棘、坐骨結節、腸骨稜、小転子）、肉離れ（大腿四頭筋、ハムストリング、内転筋、外旋筋）
	障害	鼠径部痛症候群、股関節唇損傷、股関節インピンジメント（FAI）、大腿骨頸部疲労骨折、骨盤骨端症、Van Neck 病、大腿骨頭すべり症、坐骨結節疲労骨折
膝関節 下腿	外傷	前十字靱帯損傷（小児の付着部裂離骨折）、後十字靱帯損傷、内側側副靱帯損傷、後外側支持機構損傷、複合靱帯損傷（膝関節脱臼）、半月板損傷、膝蓋骨脱臼、骨軟骨骨折、肉離れ（腓腹筋、ヒラメ筋）
	障害	ジャンパー膝、Osgood-Schlatter 病、Sinding-Larsen-Johanson 病、腸脛靱帯炎、鵞足炎、有痛性分裂膝蓋骨、膝蓋骨疲労骨折、タナ障害、膝蓋大腿関節障害、離断性骨軟骨炎、シンスプリント、疲労骨折（脛骨跳躍型、疾走型、腓骨）、コンパートメント症候群
足関節 足部	外傷	足関節捻挫（内返し：二分靱帯損傷、前方突起骨折；外返し：三角靱帯損傷、Maisonneuve 骨折）、遠位脛腓靱帯損傷、アキレス腱断裂、足関節果部骨折、腓骨筋腱脱臼、ジョーンズ骨折、Lisfranc 靱帯損傷
	障害	アキレス腱炎、アキレス腱周囲炎、有痛性三角骨障害、有痛性外脛骨障害、インピンジメント症候群、距骨骨軟骨損傷（離断性骨軟骨炎）、足根洞症候群、中足骨疲労骨折、種子骨障害、足底筋膜炎、疲労骨折（舟状骨、足関節内果、第Ⅰ趾基部）

表3 骨盤の裂離骨折

骨折部位	原 因	付 着 筋
上前腸骨棘	短距離走・ダッシュ	大腿筋膜張筋、縫工筋
下前腸骨棘	キック	大腿直筋
坐骨結節	走・跳躍、ハードラーズ損傷	ハムストリング
腸骨稜	柔道の投げ、ジャンプ回転	内外腹斜筋、腹横筋
小転子	サッカーや短距離の踏み込み	腸腰筋

療が軽視された結果、再発を繰り返したり、線維性瘢痕形成を起こしたりすることがあります。奥脇らの提唱した分類（173 ページ参照）が有用であり、typeⅡ以降の症例については専門医受診が勧められます[8]。

サッカー選手に好発する鼠径部痛症候群は鼠径部周辺に疼痛を有するものの、痛みの局在が不明瞭で画像上の変化との一致も少ないため診断が困難であり、治療にも専門的なリハビリテーションを要することから専門医受診が勧められます。

画像診断・理学所見の進歩に伴い明らかになってきた股関節唇損傷や股関節インピンジメント（Femoroacetabular impingement：FAI）などの疾患についても、鏡視下手術での早期復帰の可能性があることから、診断がつかない場合も含めて専門医受診が勧められます。また、いずれも陸上長距離ランナーに多く発症する大腿骨頸部疲労骨折や恥骨下行枝疲労骨折などは、早期には単純 X 線検査にて病変部が確認できないことが多く、見逃しに注意が必要です。恥坐骨軟骨結合が閉鎖する際の正常変異である Van Neck 病は、腫瘍や疲労骨折と誤診されることがあります。10代前半の肥満型男児に多い大腿骨頭すべり症は、早期には膝痛を訴えて受診することも多く、股関節単純 X 線正面像では診断がつかない場合もあり、見逃しやすい障害のひとつです。

2. 膝関節・下腿

1）膝関節

膝関節はスポーツ傷害が発生しやすい部位のひとつでありながら、靱帯損傷、半月板損傷な

21

どの軟部組織損傷が多く、通常、単純 X 線検査だけでは診断できません。膝関節を捻った後、急激な疼痛を訴えた場合にはまず靱帯損傷を疑い、関節液貯留の有無、圧痛部位、受傷機転などからいずれの靱帯が損傷しているかを予測することが重要です。

関節血症や受傷時のポップ音、単純 X 線像上の Segond 骨折などから前十字靱帯損傷を疑うときには、専門医受診を勧めます。小児の場合には脛骨付着部での裂離骨折であることが多く、この場合にも早期の専門医受診を勧めます。脛骨結節部を前方から強打して受傷することが多いのは、後十字靱帯損傷です。適切な初期治療やリハビリテーションで、単独損傷であれば大部分が保存的に治癒するため、早期からの専門医受診を勧めます。

靱帯損傷で最も高頻度なのが内側側副靱帯損傷です。他の靱帯損傷や関節内骨折などを合併する場合や、脛骨側での損傷の場合には専門医受診を考慮します。頻度は少ないものの後外側支持機構損傷は早期の修復術が必要な場合もあるため、専門医受診が勧められます。複合靱帯損傷は膝関節の外傷のなかでも治療に難渋することが多く、早期に修復術の適応があるか、待機的に再建手術を行うのか、保存的に加療すべきなのかの判断は専門医に任せるべきです。

膝関節の回旋に伴い、強大なトルクがかかって起こり得る半月板損傷も、高頻度にみられるスポーツ外傷のひとつです。断裂部位、断裂形態、靱帯損傷や関節不安定性の有無などによって、手術適応の場合があるため専門医受診が勧められます。

膝蓋骨脱臼は女性に多く、骨軟骨骨折を伴う場合や反復性に移行した場合などに専門医受診が勧められます。下腿の外傷として腓腹筋やヒラメ筋の肉離れが挙げられます。腓腹筋内側頭の肉離れはテニスレッグとして知られ、筋腱移行部損傷や再発例については専門医受診を勧めます。

膝関節の障害としては、膝関節の伸展機構に繰り返し張力が加わって生じる overuse 障害のジャンパー膝、Osgood-Schlatter 病、Sinding-Larsen-Johanson 病が知られています。膝伸展筋力低下や大腿四頭筋の萎縮や拘縮などを認める場合には、専門医受診が勧められます。腸脛靱帯と大腿骨外側顆の機械的摩擦により生じる腸脛靱帯炎はランナー膝とも呼ばれ、長距離ランナーに多く発症します。

鵞足炎は内側ハムストリングである薄筋、半腱様筋、半膜様筋の付着部の炎症で、下肢の静的・動的アライメント異常が原因とされています。いずれの障害も大部分が保存治療で軽快しますが、難治症例については専門医受診を勧めます。

膝蓋骨周囲にも、有痛性分裂膝蓋骨、膝蓋骨疲労骨折、タナ障害、膝蓋大腿関節障害などのスポーツ障害が知られており、適切な問診、理学所見、画像診断を行わないと診断に難渋する場合があります。離断性骨軟骨炎は大腿骨内側顆間寄りに好発し、顆間窩撮影が有用です。大腿骨外側顆発生例には円板状半月の合併が知られています。

2) 下腿

下腿の障害として、シンスプリント、疲労骨折（脛骨跳躍型、疾走型、腓骨）、コンパートメント症候群が重要です。

シンスプリントと疲労骨折の鑑別診断はときに難しいこともあるため、繰り返しの単純 X 線撮影や MRI 検査を要することもあります。疲労骨折には発症部位により跳躍型と疾走型に分類され、疾走型は脛骨近位 1/3、脛骨遠位 1/3、腓骨遠位に、跳躍型は脛骨骨幹部中央 1/3 に発症します。疾走型の疲労骨折は6〜8週程度の運動休止で徐々に復帰可能ですが、跳躍型では4か月の運動休止でも骨癒合が得られない場合もあり、観血的手術を考慮し専門医受診が勧められます。

⑪ 専門医に送るタイミング

表 4 　頭部・脊椎・体幹の主なスポーツ傷害[2,5,11,12)]

部位		主なスポーツ傷害
頭部 顔面	外傷	脳震盪、Second impact syndrome 鼻骨骨折（嗅神経損傷）、頬骨骨折（三叉神経損傷、眼球運動障害）、眼窩壁骨折：Blowout 骨折（眼球運動障害、複視）、下顎骨骨折
頸椎	外傷	上位頸椎損傷：環軸椎亜脱臼、環軸椎回旋位固定、Jefferson 骨折、hangman 骨折、歯突起骨折 中・下位頸椎損傷：椎間関節片側 interlocking 頸椎捻挫、Burner 症候群
	障害	頸椎椎間板ヘルニア、Keegan 型解離性運動麻痺、頸椎前屈位脊髄症
腰椎	外傷	圧迫骨折、破裂骨折、横突起骨折、棘突起骨折
	障害	腰椎分離症、腰椎椎間板ヘルニア、後方隅角解離、腰椎終板障害、仙骨疲労骨折、椎弓根疲労骨折
体幹	外傷	肋骨骨折、胸骨骨折、腹斜筋肉離れ、腹直筋肉離れ、縦隔気腫
	障害	第 1 肋骨疲労骨折、肋骨疲労骨折

3. 足関節・足部[9)]

　外傷として足関節捻挫を診る機会は多いですが、いくつかのピットフォールがあります。頻度として最も多い内返し捻挫では足関節外側靱帯損傷を疑いますが、なかには二分靱帯損傷や前方突起骨折、脛腓靱帯損傷などとの鑑別が重要になる場合があり、圧痛部位の確認を怠るとこれらの外傷を見逃すことになります。

　小児の内返し捻挫では、腓骨側での裂離骨折が多くみられます。外返し捻挫では三角靱帯損傷を疑いますが、遠位脛腓靱帯損傷の合併や腓骨の高位骨折である Maisonneuve 骨折にも注意を払います。足関節捻挫において、上述したピットフォールに留意して適切な初期治療が行われない場合には、疼痛が長引く原因となり得るため、専門医への受診が必要になる場合があります。

　アキレス腱断裂や足関節果部骨折、Jones 骨折については診断が容易ですが、手術適応であることも多く、早期より専門医との連携が必要です。腓骨筋腱脱臼は足関節捻挫と誤診されやすく、圧痛部位に留意し、新鮮例においては適切なギプス治療で保存的に治癒することから、早期からの専門医受診を勧めます。足背の捻挫により生じる Lisfranc 靱帯損傷は、荷重位の単純 X 線像を左右比較して初めて診断されるこ

ともあり、見逃されやすい外傷です。

　アキレス腱炎やアキレス腱周囲炎といった障害は、アキレス腱の変性を基盤に発症するため、中年以降の市民ランナーやジャンプを繰り返す競技で多く発生します。

　足関節の捻挫を契機に発生することが多いのが有痛性三角骨障害、有痛性外脛骨障害、インピンジメント症候群で、保存治療に抵抗する場合には手術適応もあり、専門医受診を勧めます。

　足関節捻挫後の慢性的症状を訴える場合には、距骨骨軟骨損傷や足根洞症候群などが考えられます。距骨骨軟骨損傷は捻挫の既往がない場合には離断性骨軟骨炎とも表現され、内側病変でやや後方、外側病変ではやや前方が好発部位であり、底屈位での正面像が有用です。MRI 検査による病期分類が診断・治療法決定のために有用で、専門医受診が勧められます。

　足根洞症候群は、距骨下関節捻挫の慢性症状のひとつであり、専門医を受診して初めて診断に至ることがあります。行軍骨折として知られている中足骨の疲労骨折は、第 II ・第 III 中足骨幹部に多く、保存治療で軽快することがほとんどです。

　一方で、舟状骨や足関節内果、第 I 趾基部の疲労骨折は、頻度も少なく診断が困難で[10)]、ときに手術適応もあることから専門医の受診が勧

23

められます。

頭部・脊椎・体幹の主なスポーツ傷害

表 4[2,5,11,12)] に頭部・脊椎・体幹の主なスポーツ傷害を示しました。

1. 頭部・顔面

脳震盪は、Second impact syndrome をはじめ短期間に繰り返す頭部打撲により、不可逆的な神経機能障害を引き起こすことが明らかになってきました。段階的な競技復帰プロトコルに従うことが推奨されており、専門医受診を勧めます。

顔面の接触により種々の顔面骨骨折が起こりますが、神経損傷を合併しているときには専門医受診を勧めます。

2. 頸椎

外傷として、水泳の飛び込みや体操中の落下、ラグビーなどの接触により頸椎骨折が発生し、重症になると頸髄損傷をきたします。上位頸椎損傷として、環軸椎亜脱臼、環軸椎回旋位固定、Jefferson 骨折、hangman 骨折、歯突起骨折などが知られています。

上位頸椎は脊柱管が広く脊髄症状をきたすことが少ないこと、単純 X 線検査では骨折が不明瞭であることなどから見逃されることがあります。確定診断や手術適応を決めるためには、CT 検査が有用です。いずれの外傷でも早期からの専門医受診が必須であり、適切な初期治療により遅発性脊髄損傷を予防することが最も重要です。

中・下位頸椎損傷としては、椎間関節片側 interlocking や頸椎捻挫、Burner 症候群などが挙げられます。椎間関節片側 interlocking は、単純 X 線の 2 方向撮影だけでは診断に至らないことから、見逃しやすい外傷のひとつです。

障害としては、頸椎椎間板ヘルニア、Keegan 型解離性運動麻痺、頸椎前屈位脊髄症があります。Keegan 型解離性運動麻痺は、知覚障害の

ない上肢近位筋の筋力低下を特徴とし、頸椎前屈性脊髄障害は上肢遠位筋の筋力低下、筋委縮症をきたし、頸椎前屈位での MRI 検査が診断に有用です。いずれの疾患も見逃されやすく、専門医受診が必要です[13)]。

3. 腰椎

外傷としては、圧迫骨折や破裂骨折など椎体骨折は早期には単純 X 線検査のみでは診断がつかない場合があり、注意が必要です。体幹部の打撲で生じる腰椎横突起骨折も単純 X 線撮影のみでは診断がつかず、腎損傷などの腹部外傷の合併にも注意が必要です。

障害として、最も高頻度で重要なのは椎間関節突起間部の疲労骨折である腰椎分離症です。分離発生直後の段階で分離を把握し、硬性コルセットによる治療を行うことで骨癒合が期待できます。よって、成長期に腰椎後屈時の疼痛があり、CT 検査や MRI 検査から腰椎分離症を疑われる場合には専門医受診を勧めます。

腰椎椎間板ヘルニア、後方隅角解離、腰椎終板障害などの椎間板由来の障害も多く発生します。その多くは保存治療により治癒しますが、なかには競技に支障をきたすレベルの痛みが続く場合もあります。専門医にて専門的なリハビリテーションが必要になることもあります。

4. 体幹

外傷として、肋骨骨折や胸骨骨折などは単純 X 線検査のみでは診断が困難なことがあり、CT 検査が有用です。肋骨骨折に伴う血胸や気胸、胸骨骨折に伴う縦隔血腫などにも注意が必要で、必要に応じ専門医受診を勧めます。体幹を回旋させる動作にて生じる腹斜筋肉離れや、体幹をそらす動作で生じる腹直筋肉離れなどは、問診と理学所見、MRI 画像にて診断可能です。

障害として、ゴルフや野球のスイングによる肋骨疲労骨折は第 1 肋骨、第 2 肋骨に多くみられます。

まとめ

スポーツ傷害の多くは、詳細な問診と理学所見により診断は可能でも、初期には単純 X 線所見が不明瞭な場合も多くあります。特に成長期の場合には、反対側との比較や一定期間をおいて再度撮影することで病態が明らかになることもあります。必ず再診して経過を確認することで、症状の悪化を未然に防ぐことは可能です。短期間の安静で改善しない場合や原因や治療法がわからない場合などには、ただスポーツ休止を継続するだけではなく、専門医へ紹介することが肝要です。

文　献

1) 岩噌弘志, 内山英司, 平沼憲治, 他. スポーツ整形外科外来における外傷・障害の変遷―20 年間の動向―. 日臨スポーツ医会誌. 2005, 13(3): 402-408.
2) 平野　篤. プライマリ・ケアで見逃しやすいスポーツ傷害, 専門家への紹介のタイミング. 総合診療. 2015, 25(2): 110-112.
3) 帖佐悦男. 見過ごされやすいスポーツ外傷・障害. 日整会誌. 2009, 83(7): 487-495.
4) 小林裕幸. プライマリ・ケア医のためのスポーツ傷害―上肢. 日プライマリケア連会誌. 2012, 35(3): 245-248.
5) 高倉義典. スポーツ傷害. 標準整形外科学. 中村利孝, 他編. 第 10 版. 医学書院, 2008, p760-766.
6) 岩堀裕介. 肩関節・上腕部における初期診断のピットフォール. 日臨スポーツ医会誌. 2013, 30(1): 65-80.
7) 小林裕幸. プライマリ・ケア医のためのスポーツ傷害―下肢. 日プライマリケア連会誌. 2012, 35(4): 352-355.
8) 奥脇　透. トップアスリートにおける肉離れの実態. 日臨スポーツ医会誌. 2009, 17(3): 497-505.
9) 杉本和也. 足関節・足部における初期診断のピットフォール. 日臨スポーツ医会誌. 2013, 30(1): 57-64.
10) 内山英司. 見逃しやすい疲労骨折. 日臨スポーツ医会誌. 2013, 30(1): 15-21.
11) 川上重彦. サッカーに多い外傷・障害の管理―顔面外傷, 選手と指導者のためのサッカー医学. 財団法人日本サッカー協会スポーツ医学委員会編. 第 1 版. 金原出版, 2005, p128-134.
12) 南　和文, 中島隆夫. 特集, 脊椎における初期診断のピットフォール. 臨スポーツ医. 2013, 30(1): 29-34.
13) 近藤総一. 脊椎における見過ごされやすいスポーツ外傷・障害. 日臨スポーツ医会誌. 2009, 26(8): 965-973.

Chapter 1 スポーツ外傷の基礎知識

女性アスリートの諸問題

KeyWords エネルギー不足、無月経、骨粗鬆症、月経随伴症状

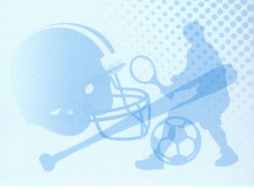

★本章のポイント

女性アスリートの代表的な健康問題に、「利用可能エネルギー不足」「視床下部性無月経」「骨粗鬆症」の「女性アスリートの三主徴」があります。これはトップアスリートに限ったものではなく、日常的に部活動に励む女子中高生にも共通した問題です。なかでもエネルギー不足は無月経の原因になるだけでなく、発達や代謝・免疫・循環器・精神など全身に影響を与え、結果的にパフォーマンスの低下をもたらします。

また無月経の治療時期を逸すると、生涯にわたり骨量増加が困難になります。そのため、10代でのエネルギー不足を回避して適切な体重を維持し、低エストロゲン状態をいかに回避するかが、低骨量/骨粗鬆症の予防にとって非常に重要です。

女性アスリートが抱える婦人科問題

近年、女子アスリートの活躍や女性競技の拡大を背景に、女性アスリートに多い健康問題が認知されつつあります。平成24年3月、「スポーツ基本法」に基づく「スポーツ基本計画」が策定されました。そのなかで「女性スポーツの情報収集や女性特有の課題解決の調査研究の推進」が明記され、現在、様々な女性アスリートを対象とした医科学的研究・支援が推進されるようになっています。

女性アスリートが抱える婦人科の問題は、「無月経」と月経困難症（月経痛）や月経前症候群などのいわゆる「月経随伴症状」に分けられます。無月経を含む女性アスリートの三主徴は疲労骨折と関連することが報告されており、これは整形外科医にも広く認識されつつあります。ただ、無月経が関連する疲労骨折のリスクがある競技や選手は実際には限られており、スポーツドクターにとっては、コンディショニングやパフォーマンスの観点から、月経随伴症状のほうが問題になることが多いかもしれません。

しかし、これらの問題はトップアスリートに限られたものではなく、日常的に部活動に励む女子中高生やスポーツ愛好家にとっても共通の問題です。またジュニア期の女性アスリートが、婦人科的問題を抱えていても、選手や家族、指導者が問題として捉えていないことが多々あります。

本稿では、女性アスリートの婦人科的問題の基本的事項を含め、国立スポーツ科学センターで行われている調査の結果を中心に女性アスリートの諸問題について概説します。

女性アスリートの三主徴

まず、正常月経と月経異常について表1に示します。日本人の平均初経年齢は12.3歳であり、また国立スポーツ科学センターがメディカルチェックを行った683名の女性トップアスリートへの調査（図1）[1]では、初経年齢は12.9±1.4歳と一般女性とほぼ同様の結果でした。

26

表1 正常月経と月経異常

初経	平均年齢（一般女性）	12.3歳
	平均年齢（トップアスリート）	12.9歳
	遅発月経	15歳以上18歳未満で初経がきた
	原発性無月経	18歳になっても初経がきていない
月経周期	正常	25〜38日
	希発月経	39日以上
	頻発月経	24日以下
	続発性無月経	これまできていた月経が、3か月以上止まっている
月経期間	正常	3〜7日
	過長月経	8日以上
月経の量	過少月経	極端に少ない 例・付着程度 　・多い日でもナプキン1枚/日でたりる
	過多月経	量が多い 例・レバー状の血の塊がでる 　・夜用ナプキンを1〜2時間ごとに交換する 　・3日以上夜用ナプキンを使用する 　・タンポンとナプキンの併用が必要

(Health Management for Female Athletes)

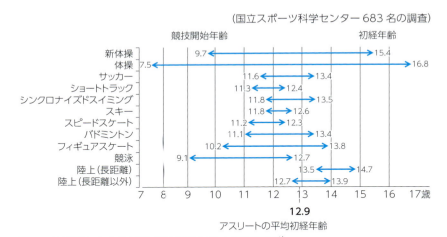

図1　競技別にみた専門的競技開始年齢と初経年齢[1]

しかし、競技種目によって平均初経年齢には差があります。体操や新体操など、低体重を求められる審美系競技では専門的競技開始年齢が低く、初経年齢は15〜16歳と遅い傾向がみられました。

女性アスリートの健康問題についてアメリカスポーツ医学会（American College of Sports Medicine：ACSM）は、「low energy availability（利用可能エネルギー不足、以下では単にエネルギー不足と略）」「視床下部性無月経」「骨粗鬆症」を女性アスリートの三主徴（図2)[2]と定義しています。この女性アスリートの三主徴を起こしやすい代表的な競技は、新体操、フィギュアスケートなどの審美系競技や陸上の中長距離

Chapter 1 スポーツ外傷の基礎知識

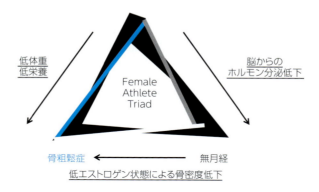

図2 女性アスリートの三主徴[2)]

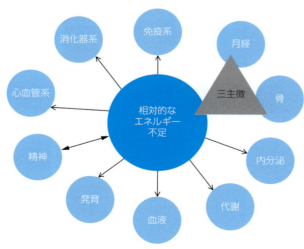

図3 相対的なエネルギー不足が及ぼす影響(国際オリンピック委員会合同声明：RED-S)[3)]

競技などの持久系競技といわれています。

1.「エネルギー不足」

　エネルギー不足とは、スポーツによる相対的なエネルギー不足を意味します。しかし、このエネルギー不足自体は、決して女性アスリートのみに限った問題ではありません。国際オリンピック委員会は、「アスリートにおける相対的なエネルギー不足は、発達や代謝・精神・免疫・循環器など全身に影響を与え、結果的にパフォーマンス低下をもたらす可能性がある」との合同声明（Relative energy deficiency in sport：RED-S、図3)[3)]を発表し、運動量に見合ったエネルギー摂取の重要性について警鐘を鳴らしています。

　Energy availabilityとは、エネルギー摂取量から運動によるエネルギー消費量を差し引いた

> Energy Availability（利用可能エネルギー）
> ＝（エネルギー摂取量）－（運動によるエネルギー消費量）

Low energy availability … 除脂肪量 1 kg 当たり 30 kcal/day 未満
（利用可能エネルギー不足）

治療目標値　　　　　　　… 除脂肪量 1 kg 当たり 45 kcal/day 以上

> エネルギー不足：BMI 17.5以下（成人）、標準体重 85％以下（思春期）
> 治療目標値　　：BMI 18.5以上（成人）、標準体重 90％以上（思春期）

図 4　エネルギー不足の定義（ACSM）

値と定義されます（図 4）。この値が低い、すなわち low energy availability とは、運動に使われる以外の、生体機能維持に必要なエネルギーが不足した状態であり、除脂肪量 1 kg 当たり 30 kcal/day 未満と定義されます。しかし、このようなエネルギー不足を正確に評価することは実際には難しく、現状では Body Mass Index（BMI）や標準体重を指標としています。

ACSM の指針では、成人女性で BMI 17.5 kg/m^{2}以下（思春期では標準体重の 85％以下）をエネルギー不足と判定し、BMI 18.5 kg/m^{2}以上（思春期で標準体重の 90％以上）を治療目標としています。

本邦には具体的な数値指針がないため、エネルギー不足があった場合は、ACSM の指針を参考に①BMI 18.5 kg/m^{2}以上（思春期では標準体重の 90％以上）、②最近減少した体重を回復させる、③1 日 2,000 kcal 以上を摂取する、④摂取エネルギーを 200〜600 kcal/day 増やすこと、を推奨しています。また骨密度増加のためには、治療目標値を除脂肪量 1 kg 当たり 45 kcal/day 以上としています[2]。

エネルギー不足の原因としては、無理なウエイトコントロール（減量）計画、極端な食事制限、過度なトレーニング、食事（栄養）についての正しい知識の不足、精神的なストレスなど様々な要因があり、それぞれが関連しています。そのため、アスリート本人、指導者、保護者はもとより、スポーツ医、婦人科医、臨床心理士、トレーナー、公認スポーツ栄養士など各分野の専門スタッフと連携したアプローチが必要となります。

2.「視床下部性無月経」

アスリートの無月経の多くは、上述のエネルギー不足が原因です。エネルギー不足が続くと黄体化ホルモン（luteinizing hormone：LH）の周期的な分泌が消失し、視床下部性無月経となります。

能瀬ら[4]は、BMI 別に無月経の頻度を調査し、BMI 18.5 kg/m^{2}以下のアスリートは、BMI 18.5 kg/m^{2}以上のアスリートと比較し有意に無月経の割合が高かったと報告しています（図5）。また競技レベル別に無月経の割合をみると、競技レベルを問わず無月経はみられるものの、運動していないコントロール群と比較して、地方大会以上のレベルのアスリートで有意に無月経が多かったとの結果も示されています[4]。また、日本産婦人科学会と国立スポーツ科学センターが共同研究で行った調査（文部科学省受託事業）では、やせ（BMI＜18.5 kg/m^2）の割合は 2,836 名中 10.9％でした。

エネルギー不足を疑うケースでは、まず体重の変化を確認します。ACSM の指針を参考に、BMI 17.5 kg/m^{2}以下（思春期：標準体重の 85％以下）、1 か月の体重減少が 10％以上などの場合に低体重とします。また、骨密度測定を考慮す

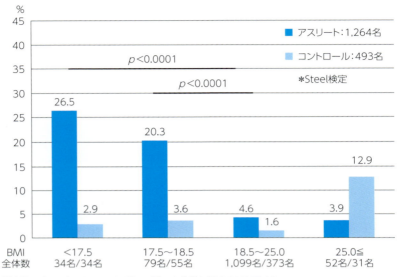

図5 BMI別にみた無月経の頻度[4]

る必要のあるケースは、エネルギー不足により低エストロゲン状態が1年間続いている場合です。

15歳以上で初経が発来していない場合、遅発月経となります（表1）。初経発来が中学卒業までにない場合や、3か月以上月経が停止している場合（続発性無月経）には、婦人科を受診させるべきでしょう。

遅発無月経、原発性無月経（18歳以上での初経未発来）では、超音波エコー検査（性器の先天的異常の除外）、ホルモン検査、染色体検査（性分化疾患の除外）などが行われます。続発性無月経の場合は、ホルモン検査および血中エストラジオール（E_2）の測定により排卵障害の原因分類が行われ、スポーツ活動以外に、高プロラクチン血症、多嚢胞性卵巣症候群、早発卵巣機能不全などとの鑑別が必要となります。無月経はその原因によって治療法が異なるため、その原因を知り、適切な治療を受けることが重要です。

3.「骨粗鬆症」

骨密度は、1～4歳と12～17歳の2期に上昇し、思春期にスパートがみられ、およそ18～20歳頃が最大骨量獲得時期と報告されています（図6）[5,6]。本来、思春期における運動習慣は骨密度獲得に有利に働くことが知られていますが、運動習慣だけが骨密度を上昇させるわけではなく、適切な体重の増加、栄養摂取、エストロゲン分泌増加などが必要とされます。

また、骨量と体重には相関があることが報告[7]されており、最大骨量獲得前の10代での低体重および低エストロゲン状態は、最大骨量獲得を制限する因子となります。特にエネルギー不足による10代の低体重や低エストロゲン状態は低骨量/骨粗鬆症を招き、疲労骨折をはじめとした障害のリスクだけでなく、生涯にわたって女性の健康を害する可能性があります。また、10代で低体重・低エストロゲン状態にあるアスリートは、すでに低骨量/骨粗鬆症となっている可能性もあります。

閉経後女性における骨粗鬆症の診断には、二重エネルギーX線吸収（DXA）測定法による骨密度測定のTスコアが用いられますが、小児や閉経前女性ではZスコアが用いられます[8]。

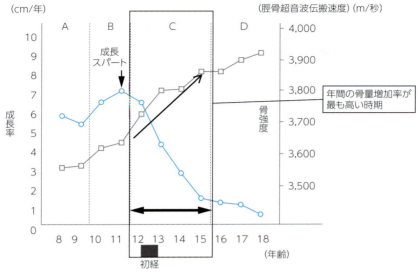

図6 成長スパートと骨強度[5,6]

表2 アスリートの低骨量/骨粗鬆症の診断基準[2]

	20歳未満	20歳以上
測定部位	腰椎 可能なら頭部を除く全身	荷重部位：脊椎、股関節、大腿骨頸部 非荷重部：橈骨遠位端1/3 のいずれか
低骨量	Zスコア<-1.0	Zスコア<-1.0
骨粗鬆症	Zスコア<-2.0 ＋ 下記の1個以上の骨折の既往がある ・下肢長管骨の骨折 ・椎体圧迫骨折 ・上肢2か所以上の長管骨骨折	Zスコア<-2.0 ＋ 続発性骨粗鬆症を呈する原因がある

(ACSMの指針)

ACSMは骨密度測定部位について、20歳以上の閉経前女性では腰椎と大腿骨近位部、20歳未満では腰椎と全身（頭部は除く）が望ましいと提案しています[9]。

アスリートの低骨量に対するACSMの診断基準を表2[2]に示します。骨密度のZスコアが-1.0～-2.0では、栄養士によりenergy availabilityを増加させることが指導され、Zスコア<-2.0では内分泌内科医の指導が勧められています[9]。また、骨の健康維持を改善するためには、カルシウム摂取量は1,300 mg/day、ビタミンD摂取量は800～1,000 IU/dayが必要であることも示唆されています[9]。

低骨量/骨粗鬆症の治療には体重増加や運動量の減少が最も重要です。しかし、陸上長距離走や新体操のように、競技の特性上、継続的に低体重を求められる競技では、食事療法に加えてホルモン療法を行うケースがあります。ただし、ホルモン補充療法による骨量増加についてはコンセンサスが得られていませんし、ビスホスホネート製剤などの骨粗鬆症治療薬に関しても、若年女性に対する安全性は確立されていま

Chapter 1　スポーツ外傷の基礎知識

Risk Factors	Magnitude of Risk		
	Low Risk = 0 points each	Moderate Risk = 1 point each	High Risk = 2 points each
Low EA with or without DE/ED	☐ No dietary restriction	☐ Some dietary restriction‡; current/past history of DE;	☐ Meets DSM-V criteria for ED*
Low BMI	☐ BMI ≥ 18.5 **or** ≥ 90% EW** or weight stable	☐ BMI 17.5 < 18.5 **or** < 90% EW **or** 5 to < 10% weight loss/month	☐ BMI ≤17.5 **or** < 85% EW **or** ≥ 10% weight loss/month
Delayed Menarche	☐ Menarche < 15 years	☐ Menarche 15 to < 16 years	☐ Menarche ≥16 years
Oligomenorrhea and/or Amenorrhea	☐ > 9 menses in 12 months*	☐ 6-9 menses in 12 months*	☐ < 6 menses in 12 months*
Low BMD	☐ Z-score ≥ -1.0	☐ Z-score -1.0*** < - 2.0	☐ Z-score ≤ -2.0
Stress Reaction/Fracture	☐ None	☐ 1	☐ ≥ 2; ≥ 1 high risk or of trabecular bone sites†
Cumulative Risk (total each column, then add for total score)	_____ points +	_____ points +	_____ points = _____ Total Score

	Cumulative Risk Score*	Low Risk	Moderate Risk	High Risk
Full Clearance	0 – 1 point	☐		
Provisional/Limited Clearance	2 – 5 points		☐ Provisional Clearance ☐ Limited Clearance	
Restricted from Training and Competition	≥ 6 points			☐ Restricted from Training/Competition-Provisional ☐ Disqualified

図 7　女性アスリートの三主徴からの復帰ガイドライン（抜粋）[2]
各リスク因子を点数化し、点数の改善の程度により復帰を段階的に規定.

せん。

　現状では若年女性アスリートに対しての骨量増加の治療は確立されておらず、予防に主眼を置かざるを得ません。高校生になり、練習量増加に伴って続発性無月経になる選手をしばしば経験しますが、競技の引退後に月経が再開すればよいという問題ではありません。無月経の治療時期を逸すると、生涯にわたり骨量増加が困難となるため、10代でのエネルギー不足を回避し、適切な体重を維持して低エストロゲン状態をいかに回避するかが、低骨量/骨粗鬆症の予防につながります。

4. 三主徴からの復帰

　ACSM は、三主徴からの復帰基準（図 7）[2]を示しています。摂食障害の有無、BMI、初経年齢、月経不順/無月経、骨密度、疲労骨折の既往のリスク因子をそれぞれ点数化し、その合計点数によって練習の中止、限定的な練習の許可、完全復帰の許可と段階的に規定しています。

疲労骨折と女性アスリートの三主徴

　疲労骨折は、練習量・時間や強度、低い BMI、フォーム（負荷のかかり方）など様々な因子の影響を受けます。ACSM は、疲労骨折のリスク因子として 10 項目を挙げています（表 3）。

　疲労骨折に最も影響を与える因子は練習量・時間や強度であり、短絡的に無月経＝疲労骨折というわけではありませんが、疲労骨折の女性アスリートを診療した場合、治療だけでなく原因検索として、BMI や月経周期異常について確認する必要があります。

表3 疲労骨折のリスクファクター (ACSM)

- Training changes (e.g. terrain, shoes, activity, training intensity)
- Running and jumping activities
- Inappropriate footwear
- Muscle inflexibility
- Muscle weakness
- Excessive muscle strength
- Lower extremity alignment anomalies
- Poor running technique
- Previous history of injury
- Low bone mineral density (in women, often secondary to inadequately circulating estrogen)

三主徴のうちのひとつがみられる場合、疲労性骨障害のリスクは2.4～4.9倍、三主徴すべてがみられる場合には、そのリスクは6.8倍高くなることが報告されています。また無月経アスリートは、月経周期が正常なアスリートと比較すると4.7倍高くなることも報告[7]されています。日本臨床スポーツ医学会産婦人科部会も、エストラジオール20 pg/mL以下の無月経アスリートを疲労骨折のハイリスク群としています。

能瀬ら[4]は、女性アスリートにおける無月経および疲労骨折は、競技レベルを問わずみられると報告しており、トップレベル選手特有の問題ではないことがわかります。また疲労骨折の好発年齢は競技レベルを問わず、16～17歳だったとも報告[4]しています。

新しい知見として、骨吸収より骨形成が遅れることによる骨代謝の不均衡が疲労骨折に関与していること[10]や、骨吸収マーカーであるTRACP-5bや尿中NTxが疲労骨折の予測因子になる可能性が報告[11,12]されています。

コンディションに影響を与える女性特有の問題

アスリートのコンディションに影響を与える主な問題に、①月経困難症（いわゆる月経痛）、②月経前症候群（Premenstrual syndrome：PMS）、③ホルモンの変動に伴うコンディションの変化があります（図8）。

1. 月経困難症（月経痛）

月経困難症は、一般女性においてもQOLを低下させる要因ですが、アスリートにおいてもコンディションやパフォーマンスに影響を与えます。月経困難症は、機能性月経困難症（原発性月経困難症）と器質性月経困難症（続発性月経困難症）に分類されます（表4）。

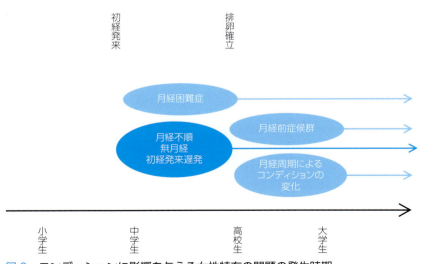

図8 コンディションに影響を与える女性特有の問題の発生時期

Chapter 1　スポーツ外傷の基礎知識

表4　機能性月経困難症と器質性月経困難症の違い

	機能性月経困難症	器質性月経困難症
原　因	プロスタグランジンによる子宮の収縮、骨盤内の充血、過多月経による経血の排出困難、子宮発育不全、ストレスなど	子宮内膜症、子宮腺筋症、子宮筋腫、子宮の形態異常、性器の炎症、クラミジア感染など
発症時期	初経後1.2年頃から	初経後10年頃から
好発年齢	10代後半〜20代前半	20〜40歳
加齢に伴う変化	次第に軽快	次第に悪化
痛みの時期	月経開始前後や月経時のみ	悪化すると月経時以外にも生じる
痛みの持続	4〜48時間	1〜5日間

（日本子宮内膜症啓発会議：子宮内膜症Fact Note参照）

月経痛があるものの、子宮や卵巣に異常がないものを機能性月経困難症といいます。機能性月経困難症は、10代後半から25歳くらいまでにみられ、主な痛みの期間は月経中となります。子宮内膜でつくられるプロスタグランジンが子宮の筋肉を過度に収縮させて痛みが生じると考えられています。

器質性月経困難症は、子宮内膜症や子宮腺筋症、子宮筋腫などの疾患が月経痛の原因となっているものを指します。近年は20代の若い女性においても子宮内膜症や子宮筋腫は増えていて、器質性月経困難症は20〜40歳で多くみられます。年齢を重ねるごとに月経痛が強くなる場合は、子宮内膜症などの疾患がある可能性もあり、婦人科受診が勧められます。

前述の日本産婦人科学会と国立スポーツ科学センターが共同で行った調査研究（文部科学省受託事業）で、2,836名のうち「月経痛なし」は17.2%、「数か月ごとにあり」が42.2%、「毎月あり」は40.6%でした。さらに月経痛があると回答した選手のうち、「運動に支障なし」35.9%、「少し支障あり（軽度）」52.5%、「横になって休憩（中等度）」14.0%、「1日寝込む（重度）」1.4%でした。月経痛を有する82.8%のうち64.1%、すなわち全体の53.1%が運動に支障をきたしていました。

2.　月経前症候群

月経前症候群とは、『月経前3〜10日の黄体期の間続く精神的・身体的症状で、月経発来とともに減退ないし消失するもの』を指します。精神的症状として、イライラ、不安感、混乱感、憂鬱などがあります。身体的症状としては、下腹部膨満感、下腹部痛、腰痛、頭重感、頭痛、乳房痛、のぼせなどがあります（表5）。

月経前症候群のうち、精神症状が主でさらにその症状が強い場合を月経前不快気分障害（Premenstrual dysphoric disorder：PMDD）といいます。PMDDのため、月経前には「練習に行きたくない」、「外出したくない」というアスリートもいます。国立スポーツ科学センターが630名のトップアスリートを対象に調査を行ったところ、70.3%に月経前症候群がみられ、最も多い症状は体重増加や精神不安定（イライラ）でした。

3.　ホルモンの変動に伴うコンディションの変化

排卵後に分泌されるプロゲステロンは、心身に大きく影響します。前述のアスリート630名の調査で、「月経周期と主観的コンディショニングに関連がある」と回答したアスリートは91.0%でした[13]。

また、月経前や月経中には体重が増え、月経終了後に体重が落ちやすい、というアスリートは多くみられます。レスリングや柔道、ウエイトリフティングなど体重別の競技では、減量期が月経前や月経期に当たらないように月経をず

⑭ 女性アスリートの諸問題

表5　月経前症候群診断基準

身体的症状	・乳房痛 ・腹部膨満感 ・頭痛 ・手足のむくみ	〈診断基準〉 ①過去3か月間以上連続して、月経前5日以内に、左記症状のうち少なくとも1つ以上が存在すること ②月経開始後4日以内に症状が解消し、13日目まで再発しない
情緒的症状	・抑うつ ・怒りの爆発 ・いらだち ・不安 ・混乱 ・社会からの引きこもり	③症状が薬物療法やアルコール使用によるものではない ④診療開始も3か月間にわたり症状が起きたことが確認できる ⑤社会的または経済的能力に、明確な障害が認められる

(日本産科婦人科学会編「OC・LEP ガイドライン 2015 年版」より)

らすことで対策をとっているアスリートもいます。この際、単に月経をずらすのではなく、月経周期のなかでコンディションがよい時期に試合が来るように調整することが重要になります。

コンディションに影響を与える女性特有の問題に対する治療には、月経痛に対する非ステロイド抗炎症薬（NSAIDs）、経口避妊薬（Oral contraceptives：OC）・低用量エストロゲン・プロゲスチン配合薬(Low-dose Estrogen Progestin 配合薬：LEP、いわゆる低用量ピル)、プロゲスチン製剤を用います。近年、OC のうち月経困難症に対し保険適用となっているものを（超）低用量エストロゲン・プロゲスチン配合薬と呼ぶようになっています。

痛みが出たらできるだけ早く NSAIDs を服用し、プロスタグランジンをつくらせないようにするほうが効果的です。また OC・LEP（低用量ピル）は、月経困難症、月経前症候群、子宮内膜症、避妊、月経周期の調整（月経をずらす）、過多月経、痤瘡（にきび）に使用されます。

「ホルモン製剤＝太る薬、ドーピングにひっかかる」といった認識をもたれがちですが、近年は体重が増加しにくい OC・LEP がありますし、2016 年の世界アンチドーピング機構国際禁止表においては、すべての OC・LEP が使用可

能です。

しかし、体重が増加しにくい OC・LEP においても、減量競技においては体重の落ちにくさが問題となります。そのような選手や、OC・LEP での副作用が強く出る選手、不動部位を伴う障害者アスリートに対しては、体重への影響や血栓の頻度が比較的少ないプロゲスチン製剤が試みられています。

一方、月経痛、月経前症候群、月経不順に対して産婦人科では漢方薬が広く使用されていますが、これらに禁止物質が含まれていないという保証はないため、アスリートに対して漢方薬の使用は勧められません。スポーツ医やチームスタッフがアスリートに産婦人科受診を勧める際には、漢方の処方は避け、世界アンチドーピング機構国際禁止表に違反しない処方をしてもらうよう注意喚起が必要です。

婦人科受診のための
チェックリスト

国立スポーツ科学センターが発行した『Health Management for Female Athletes—女性アスリートのための月経対策ハンドブック—』（Ver.2）に、スポーツ現場で使用できる婦人科受診のためのチェックリストが掲げられています。上記ハンドブックは、国立スポーツ科学セ

ンターのホームページ上でご覧いただくことができますし、電子ブックとしてもご覧いただけます。「Health Management for Female Athletes」で検索してみてください。

http://yamatonadeshiko.jp/wordpress/wp-content/uploads/160507_Health_management_for_female_athletes.pdf

　また、「がんばれ！やまとなでしこプロジェクト」のホームページには、アスリート向けの講習会を受講した産婦人科医も公開され、住所ごとの検索が可能ですし、日本体育協会のホームページでは日本体育協会公認スポーツドクターの検索が可能です。

http://www.japan-sports.or.jp/tabid/75/Default.aspx

　「若年女性のスポーツ障害に関する研究」ホームページ（http://femaleathletes.jp/index.html）には、女性アスリートや指導者向けの解説動画があり、資料のダウンロードが可能です。

前十字靱帯損傷とホルモンの関係

　疲労骨折以外で女性特有の問題が関与している整形外科的問題として、前十字靱帯損傷の性差があります。前十字靱帯（ACL）損傷の受傷頻度は、バスケットボール、サッカーでは女性のほうが男性より約3倍高く、また女性では非接触損傷が70%を占めるという報告があります。

　女性のACL損傷のリスク因子として、解剖学的要因（強いQ-angle、ACLの形態）や着地・サイドステップ・方向転換の際の姿勢、筋力不足とインバランスといったバイオメカニクスの要因、そのほかホルモンの影響が挙げられています[14]。

　ホルモンとの関連については、ACL損傷が卵胞期に多いという報告や排卵直前に発生率が多いなどの報告[15-17]があります。近年になり注目されているのが、月経前の黄体期に卵巣から分泌されるリラキシンというホルモンです。

　リラキシンはACLに作用し、関節の弛緩性に影響を与えることが報告[18-19]されています。このリラキシンの刺激を受け取る細胞は、ACLでは女性にのみ存在[18]していて、リラキシン-2が6 pg/mL以上の場合は、ACL損傷が4倍以上高いとの報告[19]があります。

　婦人科を受診するアスリートのなかには、月経前に関節が緩むことを訴えるアスリートがいます。月経前に関節の弛緩性が高いことを自覚しているアスリートや黄体期にリラキシンが高いアスリートでは、OC・LEP服用がリラキシンを低下させ、ACL損傷をはじめとした障害の予防につながる可能性が示唆されます。ただし、リラキシンは月経前の黄体期に必ず認められるホルモンではないことも報告されており、またもともとリラキシン値が高値を示さない女性もいます。

　このように、関節弛緩性やACL損傷とホルモンの関連はまだ明らかになっていない部分が多いのが現状です。

最後に

　本書を手に取られる方は、整形外科医やスポーツに関わるスタッフが多いことと思います。とかく整形外科医は産婦人科領域に日常診療で関わることが少なく、苦手意識がある方も多いのではないでしょうか。整形外科医が無月経や月経随伴症状を直接治療することはありませんが、整形外科医であっても、女性アスリート診療の際には、現症状の治療だけでなく、疾患の原因をアセスメントし、適切な治療を受ける機会を提供することが求められます。本稿がそのための一助となることを願っています。

文　献

1) 能瀬さやか，土肥美智子，難波　聡，他．女性トップアスリートにおける無月経と疲労骨折の検討．日臨スポーツ医会誌．2014，22（1）：67-74.

2) De Souza MJ, Nattiv A, Joy E, et al. 2014 Female Athlete Triad Coalition Consensus Statement on Treatment and Return to Play of the Female Athlete Triad：1st International Conference held in San Fransisco, CA, May 2012 and 2nd International Conference held in Indianapolis, IN, May 2013. Br J Sports Med. 2014, 48(4)：289.

3) Mountjoy M, Sundgot-Borgen J, Burke L, et al. The IOC consensus statement：beyond the Female Athlete Triad-Relateve Energy Deficiency in Sport（RED-S）. Br J Sports Med. 2014, 48(7)：491-497.

4) 能瀬さやか. 特集, 第30回女性医学学会学術集会：シンポジウム　産婦人科医師が行う女性アスリートの管理. 女性アスリートの競技レベル別にみた無月経と疲労骨折の調査. 日女性医会誌. 2016, 23(2)：233-238.

5) 骨粗鬆症の予防と治療ガイドライン作成委員会（日本骨粗鬆症学会, 日本骨代謝学会, 骨粗鬆症財団）. 骨粗鬆症の予防と治療ガイドライン　2015年版. p44.

6) 加賀　勝, 高橋香代, 鈴木久雄, 他. 日本人青少年の脛骨超音波伝播速度の年齢変化. 日骨形態計測会誌. 1999, 9(1)：23-27.

7) Mallinson RJ, De Souza MJ. Current perspectives on the etiology and manifestation of the "silent" component of the Female Athlete Triad. Int J Womens Health. 2014, 6：451-467.

8) 岩本　潤. 女性アスリートの3主徴―骨粗鬆症. 産と婦. 82(3)：265-269, 2015.

9) Javed A, Tebben PJ, Fischer PR, et ai. Female Athlete Triad and its components：toward improved screening and management. Mayo Clin Proc. 2013, 88（9）：996-1009.

10) Herrmann M, Müller M, Scharhag J, et al. The effect of endurance exercise-induced lactacidosis on biochemical markers of bone turnover. Clin Chem Lab Med. 2007, 45(10)：1381-1389.

11) Cline AD, Jansen GR, Melby CL. Stress fractures in female army recruits：implications of bone density, calcium intake, and exercise. J Am Coll Nutr. 1998, 17(2)：128-135.

12) 櫻庭景植. 疲労骨折の病態と診断. 日臨スポーツ医会誌. 2016, 24(4)：S134.

13) 能瀬さやか, 土肥美智子, 難波　聡, 他. 女性トップアスリートの低容量ピル使用率とこれからの課題. 日臨スポーツ医会誌. 2014, 22(1)：122-127.

14) 半谷美夏. スポーツ外傷・障害予防の最新情報. 日臨スポーツ医会誌. 2015, 32(6)：560-565.

15) Renstrome P, Ljunggvist A, Arendt E, et al. Non-contact ACL injuries in female athlete：an International Olympic Committee current concepts statement. Br J Sports Med. 2008, 42(6)：394-412.

16) Heitz NA, Eisenman PA, Beck CL, et al. Hormonal changes throughout the menstrual cycle and increased anterior cruciate ligament laxity in females. J Athl Train. 1999, 34(2)：144-149.

17) Park SK, Stefanyshyn DJ, Ramage B, et al. Alterations in knee joint laxity during the menstrual cycle in healthy women leads to increases in joint loads during selected athletic movements. Am J Sports Med. 2009, 37(6)：1169-1177.

18) Dragoo JL, Lee RS, Benhaim P, et al. Relaxine receptors in the human female anterior cruciate ligament. Am J Sports Med. 2003, 31(4)：577-584.

19) Dragoo JL, Castillo TN Braun HJ, et al. Prospective correlation between serum relaxin concentration and anterior cruciate ligament tears among elite collegiate female athletes. Am J Sports Med. 2011, 39（10）：2175-2180.

参考文献

・「Health Management for Female Athletes-女性アスリートのための月経対策ハンドブック-」（Ver.2）. 日本スポーツ振興センター・国立スポーツ科学センター（スポーツ庁委託事業　女性アスリートの育成・支援プロジェクト"女性アスリートの戦略的強化に向けた調査研究"）. 第2版. 2017.

・がんばれ！　やまとなでしこプロジェクト（一般社団法人女性アスリート健康支援委員会：http://yamatonadeshiko.jp/）

・日本産婦人科学会編. OC・LEPガイドライン　2015年版. 2016.

Chapter 1 スポーツ外傷の基礎知識

ドーピング

KeyWords WADA規程、禁止表国際基準、治療使用特例（TUE）

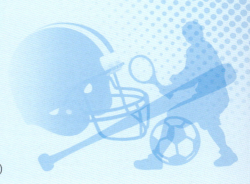

笠原　靖彦

★本章のポイント

　世界アンチ・ドーピング機構は、毎年最低1回、通常は1月1日に当該年の基準表を発行しています。医薬品開発技術やスポーツ医科学の進歩によるドーピング違反に対処するためには、常に最新の禁止表について熟知していることが重要です。ドーピング禁止物質の確認方法として、Global DROやスポーツファーマシスト制度が知られており、これらのアスリートへのサポート体制を「安心トライアングル」と呼んでいます。

　禁止表に定められている禁止物質・禁止方法であっても、治療使用特例（TUE）を申請することで、その禁止物質を治療目的で使用することができます。

アンチ・ドーピング組織とその活動

　世界アンチ・ドーピング機構（World Anti-Doping Agency：WADA）は、国際オリンピック委員会（International Olympic Committee：IOC）と各国政府が協力して1999年に設立されました。2003年3月には、国際的にすべての競技に適用されるアンチ・ドーピングの共通ルールとして、WADAの世界アンチ・ドーピング規程（WADA規程）が採択され、アンチ・ドーピング活動の基本原則が定められることとなりました（表1）。

　国内では、2001年に日本アンチ・ドーピング機構（Japan Anti-Doping Agency：JADA）が設立され、国内ドーピング検査の標準的手順の

表1　ドーピングの定義（WADA規程）

ドーピングとは、以下のアンチ・ドーピング違反行為の1つ以上が発生すること

1．競技者の身体からの検体に禁止物質、その代謝産物あるいはマーカーが存在すること。
2．禁止物質、禁止方法を使用する、または使用を企てること。
3．正式に通告された後で、正当な理由なく、検体採取を拒否すること。
4．競技外検査に関連した義務に違反すること。具体的には、居所情報を提出しないことや連絡された検査に来ないこと。
5．ドーピング・コントロールの一部を改ざんすること、改ざんを企てること。
6．禁止物質および禁止方法を所持すること。
7．禁止物質・禁止方法の不法取引を実行すること。
8．競技者に対して禁止物質や禁止方法を投与・使用すること、または投与・使用を企てること、アンチ・ドーピング規則違反を伴う形で支援、助長、援助、教唆、隠蔽などの共犯関係があること、またはこれらを企てる行為があること。

（日本アンチ・ドーピング規程より抜粋）

作成、ドーピング・コントロール・オフィサー（DCO：検体採取の現場を管理する検査員）の認定、ドーピング・コントロールの実施、アンチ・ドーピング教育などの国内のアンチ・ドーピング活動を統括しています。

　国内のドーピング検査は2003年の静岡国体から実施しており、トップアスリートのみならず一般競技者もドーピング検査対象となることから、プライマリ・ケアを担う現場においても、ドーピングに関する最新の知識が必要となってきています。本稿では、プライマリ・ケアにおいて必要とされるドーピングに関する情報を、以下の項目に分けて述べます。
①ドーピング禁止物質・禁止方法
②ドーピング禁止物質の確認方法
③治療使用特例（Therapeutic Use Exemptions：TUE）について
④各疾患治療薬におけるドーピング禁止物質

■ ドーピング禁止物質・禁止方法

1. 禁止表

　世界アンチ・ドーピング規定（World Anti-Doping Code：WADC）には、5つの国際基準が策定されており、そのひとつに「禁止表国際基準」（以下、禁止表）があります。禁止表の日本語版とその原本である英語版は、JADAのホームページ（http://www.playtruejapan.org/）から入手できます。

　この禁止表には、アンチ・ドーピング規則違反行為になる物質の使用や方法について具体的に記載されています。医薬品開発技術やスポーツ医科学の進歩によるドーピング違反に対処するために、禁止表は最低年1回、通常は毎年1月1日当該年の禁止表が発行されます。

　規則違反の判定は違反時の禁止表によるため、常に最新の基準を知ることが重要です。例えば、これまでは禁止物質ではなかったメルドニウム（日本未発売）が2016年から禁止物質になり、服用し続けていたプロテニス選手シャラ

ポワらロシアの多くのスポーツ選手がドーピング違反になったことは、常に最新の禁止表を熟知することが重要であることを改めて知らしめました。

　2016年の禁止表の構成を表2に示します。禁止表は、「常に禁止される物質と方法〔競技会（時）および競技会外〕」と、「競技会（時）に禁止される物質と方法」の2種類に大別されます。加えて「特定競技において基本的には競技会（時）に禁止される物質」があります。なお、禁止表には「類似の化学構造または類似の生物学的効果を有するもの」、あるいは「これらに限定するものではない」という文言がほとんどの項目中に記載されており、禁止表に掲載されていない物質も禁止物質になり得る点に注意すべきです。

2. 禁止方法

　禁止物質の詳細は、「各疾患治療薬におけるドーピング禁止物質」の項に譲り、禁止方法について説明します。

　禁止表にある「禁止方法　M1．血液および血液成分の操作」では、1）自己血、他者血（同種血）、異種血又はすべての赤血球製剤をいかなる量でも循環系へ投与するあるいは再び戻すこと、2）酸素摂取や酸素運搬、酸素供給を人為的に促進すること（但し、吸入による酸素自体の補給は除く）、3）血液あるいは血液成分を物理的あるいは化学的手段を用いて血管内操作すること、が禁止されています。

　「禁止方法　M2．化学的および物理的操作」では、1）ドーピング・コントロールで採取された検体の完全性及び有効性を変化させるために改ざん又は改ざんしようとすること、2）静脈内注入および/または静脈注射で、6時間あたりで50 mLを超える場合、が禁止されています。ただし、医療機関の受診過程（救急搬送中の処置、外来および入院中の処置をすべて含む）、外科手術、または臨床的検査において正当に受ける静脈内注入は除かれます。

Chapter 1　スポーツ外傷の基礎知識

表2　2016年禁止表国際基準の構成

常に禁止される物質と方法（競技会（時）及び競技会外）

禁止物質
S0.　無承認物質
S1.　蛋白同化薬
S2.　ペプチドホルモン、成長因子、関連物質および模倣物質
S3.　ベータ$_2$作用薬
S4.　ホルモン調節薬および代謝調節薬
S5.　利尿薬および隠蔽薬

禁止方法
M1.　血液および血液成分の操作
M2.　化学的および物理的操作
M3.　遺伝子ドーピング

競技会（時）に禁止される物質と方法
前文 S0〜S5、M1〜M3 に加えて、以下のカテゴリーは競技会（時）において禁止される。
禁止物質
S6.　興奮薬
S7.　麻薬
S8.　カンナビノイド
S9.　糖質コルチコイド

特定競技において禁止される物質
P1.　アルコール
P2.　ベータ遮断薬

（世界アンチ・ドーピング規程　禁止表国際基準　日本語版より抜粋）

「禁止方法　M3.　遺伝子ドーピング」では、1）核酸のポリマーまたは核酸類似物質の移入、2）正常なあるいは遺伝子を修飾した細胞の使用、が禁止されています。

■ ドーピング禁止物質の確認方法

1.　Global DRO

　治療使用特例（Therapeutic Use Exemptions：TUE）とは、禁止表に定められている禁止物質や禁止方法を治療目的で使用する際に申請する制度であり、アスリートが適切な治療を受け、競技へ参加するための権利です。当然ながら、TUEは禁止物質・禁止方法で行う治療行為でなければ申請の必要はありません。プライマリ・ケアの現場でアスリートならびにスポーツ愛好家に薬剤を処方する際に、有用なシステムを紹介します。

　Global DRO（The Global Drug Reference Online）は、WADAの現行の禁止表国際基準に基づき、アスリートやサポートスタッフが禁止物質のステータスを確認することができる検索サイトです。JADAのホームページからアクセス可能です（http://www.grobaldro.com/JP/search）。

　成分名での検索が可能で、商品名については医療用医薬品と一般用医薬品の商品の検索が可能になっています。同サイトでは競技名や検索者のカテゴリーなど必要な情報を入力し、検索結果をPDF保存やE-mailで他者と共有することで、アスリート自身がアンチ・ドーピング規則を遵守していたことを証明するツールにもなっています。

2.　スポーツファーマシスト制度

　スポーツファーマシスト制度は、アンチ・

ドーピングに関する知識を有する薬剤師を認定する制度で、JADAのホームページから住所別に連絡先などを検索し、直接相談することが可能になっています（http://www3.playtrueja-pan.org/sports-pharmacist/search.php）。

アスリート自身が体内に摂り入れる物質に対して厳格に責任を求められている現在、JADAは禁止物質か否かを確認する際に「自己解決せず、必ず専門家へ相談する」ことを推奨しています。なお、上記のGlobal DRO JAPANとスポーツファーマシストによるアスリートへのサポート体制を「安心トライアングル」と呼んでいます。

TUEについて

1. 相互承認

アスリートは、禁止表において定められている禁止物質・禁止方法を治療目的で使用する際に、TUEの申請を行い、定められた機関での審査を経て承認されると、その禁止物質を治療目的で使用することができます。アスリートの申請手続きの負担軽減を目的に、TUE国際基準の「申請先や申請手順の明確化」、「申請書式の改訂」、そして「相互承認の強調」などについて改訂が行われました[1]。

相互承認とは、アンチ・ドーピング管理運営システムを通じてTUEの付与の決定を、アンチ・ドーピング機関間で共有することを指し、そのためにJADAのTUE書式も英語もしくはフランス語で記載して申請することになりました。申請する医師の負担軽減のためにJADAのHPにおいて、「気管支喘息治療に関するTUE申請のためのチェックリスト」が公開されています[2]。また、JADAが毎年発行している「医師のためのTUE申請ガイドブック」[3]やWADAのウェブサイトに掲載されている「TUEの決定を根拠づける医療情報」[4]を各疾患の参考として活用いただけます。

TUE申請を行う時期としては、「原則、禁止物質使用前」、「TUE付与が必要な競技会の30日前」、そして例外として「救急治療または急性疾患の治療が必要であった場合」が挙げられ、禁止物質使用後に遡って申請する（遡及的TUE）ことが認められているのは最後のタイミングのみとなっています。

2. TUE申請の提出先

すべてのアスリートが事前にTUE申請を行うことはすべての関係者の負担を大きくすることから、日本国内では「TUE事前申請が必要な競技者」を明確化し、また「TUE事前申請対象大会」を設定しています[5]。つまり、「TUE事前承認が必要な競技者」以外のアスリートの場合には、緊急治療以外でも遡及的TUE申請が可能です。しかし、この規則は国内に限った規則であり、国際競技連盟の検査対象者についてはこの限りではありません。

TUE申請の提出先は、アスリートの競技レベルや出場予定の競技会によって、国内アンチ・ドーピング機関であるJADA、国際競技連盟、主要競技大会機関のいずれかになるので確認が必要です。

また、TUE申請を行うのはあくまでアスリートであり、申請書の作成はアスリートと処方医が行うため、処方箋なしで購入可能な一般市販薬（OTC）ではTUE申請することはできません。

各疾患治療薬におけるドーピング禁止物質

1. 循環器疾患治療薬[6]

高血圧治療薬でドーピング禁止となるのは利尿薬（表3）とβ遮断薬（表4）です。最近は利尿薬とアンジオテンシンⅡ受容体拮抗薬（ARB）との合剤なども登場しており、禁止物質であることに気づかない場合があります。またARBのテルミサルタン（単剤はミカルディス®、利尿薬との合剤はミコンビAP/BP®、Ca拮抗薬との合剤はミカムロAP/BP®）は、S4.5.1

Chapter 1　スポーツ外傷の基礎知識

表3　禁止物質より一部抜粋

S5.　利尿薬および隠蔽薬

以下の利尿薬と隠蔽薬、および類似の化学構造又は類似の生物学的効果を有するものは禁止される。
以下の物質が禁止されるが、これらに限定するものではない：

- デスモプレシン；プロベネシド；血漿増量物質［グリセロール、および以下の物質（アルブミン、デキストラン、ヒドロキシエチルデンプン、マンニトール）の静脈内投与等］；
- アセタゾラミド；アミロリド；ブメタニド；カンレノン；クロルタリドン；エタクリン酸；フロセミド；インダパミド；メトラゾン；スピロノラクトン；チアジド類［ベンドロフルメチアジド、クロロチアジド、ヒドロクロロチアジド等］；トリアムテレン、バプタン類［トルバプタン等］

但し以下のものは除く：

- ドロスピレノン；パマブロム；および眼科用に使用される炭酸脱水酵素阻害薬［ドルゾラミド、ブリンゾラミド等］；
- 歯科麻酔におけるフェリプレシンの局所投与

常に（競技会（時）および競技会外）、あるいは*競技会（時）*それぞれの場合に応じて、利尿薬もしくは隠蔽薬とともに、閾値水準が設定されている物質（ホルモテロール、サルブタモール、カチン、エフェドリン、メチルエフェドリン、プソイドエフェドリン）がいかなる用量でも*競技者の検体*から検出される場合は、*競技者*に対して、利尿薬もしくは隠蔽薬に加え、閾値水準が設定されている物質についても*治療使用特例（TUE）*が承認されていない限り、*違反が疑われる分析報告（AAF）*として扱われることになる。

（世界アンチ・ドーピング規程　禁止表国際基準　日本語版より）

表4　特定競技において禁止される物質より一部抜粋

P2.　ベータ遮断薬

ベータ遮断薬は、以下の競技種目において*競技会（時）*に限って禁止される。指示がある場合は*競技会外*においても禁止される。

- アーチェリー（国際アーチェリー連盟：WA）*
- 自動車（国際自動車連盟：FIA）
- ビリヤード（全ての種目）（世界ビリヤード・スポーツ連合：WCBS）
- ダーツ（世界ダーツ連盟：WDF）
- ゴルフ（国際ゴルフ連盟：IGF）
- 射撃（国際射撃連盟：ISSF、国際パラリンピック委員会：IPC）*
- スキー/スノーボード（国際スキー連盟：FIS）―ジャンプ、フリースタイル（エアリアル/ハーフパイプ）、スノーボード（ハーフパイプ/ビッグエアー）
- 水中スポーツ（世界水中連盟：CMAS）コンスタント-ウェイト アプネア（フィンありフィンなし）、ダイナミック アプネア（フィンありフィンなし）、フリーイマージョン アプネア、ジャンプ ブルー アプネア、スピアフィッシング、スタティック アプネア、ターゲット シューティングおよびバリアブル ウェイト アプネア

＊*競技会外*においても禁止される

以下の物質が禁止されるが、これらに限定するものではない：

A	アセブトロール；		カルベジロール；	N	ナドロール；
	アルプレノロール；		セリプロロール；	O	オクスプレノロール；
	アテノロール；	E	エスモロール；	P	ピンドロール；
B	ベタキソロール；	L	ラベタロール；		プロプラノロール；
	ビソプロロール；		レボブノロール；	S	ソタロール；
	ブノロール；	M	メチプラノロール；	T	チモロール
C	カルテオロール；		メトプロロール；		

（世界アンチ・ドーピング規程　禁止表国際基準　日本語版より）

42

⑪ ドーピング

表5　2017年監視プログラム*

以下の物質が2017年監視プログラムに掲載される：

1. 興奮薬：
   競技会（時）のみ：ブプロピオン、カフェイン、ニコチン、フェニレフリン、フェニルプロパノールアミン、ピプラドロール、シネフリン
2. 麻薬：
   競技会（時）のみ：コデイン、ミトラギニン、トラマドール
3. 糖質コルチコイド：
   競技会（時）（経口使用、静脈内使用、筋肉内使用または経直腸使用以外の投与経路）
   競技会外（すべての投与経路）
4. テルミサルタン：
   競技会（時）および競技会外
5. ベータ2作用薬：
   競技会（時）および競技会外：ベータ2作用薬同士の組合せ

＊世界アンチ・ドーピング規程（4.5）：*"WADAは、署名当事者及び各国政府との協議に基づき、禁止表に掲載されてはいないが、スポーツにおける濫用のパターンを把握するために監視することを望む物質について監視プログラムを策定するものとする。"*

使用パターンを把握するために以下の物質を追加した：
- コデイン：
- 複数のベータ2作用薬の同時使用

（世界アンチ・ドーピング規程　禁止表国際基準　日本語版より）

で禁止されているPeroxisome Proliferator Activated Receptor（PPAR）δ部分作動薬の性質を有することから、禁止物質ではありませんが監視プログラム（表5）に入っています。

心不全治療薬では、利尿薬と強心薬に注意が必要です。一方、カテコラミン類のドパミン塩酸塩（イノバン®）、ドカルパミン（タナドーパ®）、デノパミン（カルグート®）、ホスホジエラスターゼ（PDE）Ⅲ阻害薬などは禁止物質に該当しません。

高血圧、狭心症、心不全、不整脈の治療に用いられるβ遮断薬は、アーチェリー、自転車、ゴルフ、スキーなどの特定の競技種目においては禁止物質となります。高血圧治療におけるTUE申請において、β遮断薬は合併症を有さない高血圧治療の第一選択薬にはなっていないため、降圧目的のみで使用するには相当の理由が求められます。また、高血圧緊急症に用いられる注射液では、β遮断薬であるプロプラノロール塩酸塩（インデラル®）のみが禁止物質

であり、特定競技においては遡及的TUEを行う必要があります。なお、その他の高血圧緊急症に用いられるCa拮抗薬、血管拡張薬、硝酸薬、α遮断薬は禁止物質には該当しません。

冠血管拡張作用を有し、狭心症治療薬として用いられるトリメタジシン塩酸塩（バスタレルF®）は2014年から禁止表に追加され、2016年禁止表にはS4.5.4心臓代謝調節薬として分類されました。前述したメルドニウムは日本未発売ですが、潜在的に心臓刺激作用があることから、2015年の監視物質を経て2016年より禁止物質として追加されました。

2. 呼吸器疾患治療薬[7]

急性気道感染症に用いられる抗菌薬や抗ウイルス薬はドーピング禁止物質ではありませんが、くしゃみや鼻水などの対症治療薬には、鼻粘膜の充血や気管支の拡張作用により、鼻閉や咳を改善するエフェドリン類が含まれているものがあります（セキコデ®、フスコデ®など）。

また、医療用医薬品における総合感冒薬、消

43

炎薬、鎮痛薬、咳止め、去痰薬には禁止物質を含むものはほとんどありませんが、市販の一般医薬品や漢方薬のなかには、エフェドリン類やエフェドリンを含む麻黄が含まれていることがあるため、"うっかりドーピング"の予防のために注意喚起が必要です。

気管支喘息治療に用いられるβ_2刺激薬や糖質コルチコイドは、いずれもドーピング禁止物質です。しかし、一部のβ_2刺激薬の吸入液およびすべての吸入糖質コルチコイドについては使用可能となっています。

また、吸入薬としてはTUE申請不要の薬剤であっても、錠剤など剤形が異なる場合にはTUE申請が必要になります。これらのTUE申請不要の吸入薬については、尿検体濃度についての規定があり、通常使用量を必要最少限にとどめるべきです。

3. 消化器疾患治療薬[8]

潰瘍性大腸炎やクローン病などの炎症性腸疾患に用いられる、サラゾスルファピリジン（サラゾピリン®）、メサラジン（ペンタサ®、アサコール®）、アザチオプリン（イムラン®、アザニン®）、タクロリムス（プログラフ®、グラセプター®）などはドーピング禁止物質を含みませんが、プレドニゾロン（プレドニゾロン®、プレドニン®）などの糖質コルチコイドは禁止物質であり、使用するにはTUE申請が必要になります。

口内炎で使用されるトリアムシノロンアセトニド（ケナログ口腔用軟膏®、アフタッチ®）は糖質コルチコイドを含みますが、局所投与とみなされ、その使用に問題はありません。

腹痛の際に使用されるブチルスコポラミン臭化物（ブスコパン®）、チキジウム臭化物（チアトン®）はドーピング禁止物質ではありませんが、これらの薬剤で痛みが抑制できないときに使用されるペンタゾシン（ソセゴン®、ペンタジン®）やペチジン塩酸塩（オピスタン®、ペチロルファン®、弱ペチロルファン®）は麻薬に分類され、禁止物質となります。これらの薬剤は、内視鏡検査の前処置に用いられることもあるため、注意が必要です。

プロトンポンプ阻害薬、H_2受容体拮抗薬、防御因子増強薬、粘膜保護薬などは問題なく使用可能ですが、市販薬のなかにはストリキニーネを含むもの（ガロニン®、パンジアス顆粒®など）があり、注意が必要です。

下痢や嘔吐に用いられる乳酸菌製剤やビフィズス菌製剤などの各種整腸薬や各種抗菌薬、止痢薬、制吐剤などはドーピング禁止物質を含みません。また下痢や嘔吐がひどく、経口での水分摂取が困難なとき、医師の判断で医療機関において輸液を行う場合には問題はなく、TUE申請も必要ありません。ただし、医療機関の受診過程がわかるように、診療録の記録と保管は必要です。

便秘に対し医療機関で処方される下剤にはドーピング禁止物質は含まれませんが、市販薬や一部の漢方薬（防風痛聖散）のなかには、麻黄成分を含むものがあり注意が必要です。浣腸で使用されるグリセリンは禁止物質です。ただし、静脈内投与は禁止されていますが、浣腸で用いられる場合には問題ありません。

吐血や下血の際に、前述した胃薬や水酸化アルミニウムゲル・水酸化マグネシウム配合剤（マーロックス®）、アルギン酸ナトリウム（アルロイドG®）などの使用は可能ですが、貧血が進行した場合に行われる輸液や輸血は、遡及的TUEが必要になります。鉄剤の内服は問題ありませんが、点滴静注の場合には、内服では治療不可能という正当な理由がないと、TUE申請が承認されない可能性は高くなります。

そのほか肝疾患に対するウルソデオキシコール酸（ウルソ®）、グリチルリチン製剤（強力ネオミノファーゲンシー®）、各種インターフェロンなど、胆石溶解薬として用いられるウルソデオキシコール酸（ウルソ®）やケノデオキシコール酸（チノ®）など、蛋白分解酵素阻害薬であ

るカモスタットメシル酸塩（フオイパン®）や各種消化酵素配合薬（ベリチーム®など）はドーピング禁止物質を含みません。

4. 代謝性疾患治療薬[9]

　糖尿病治療薬としては、インスリンが禁止物質として挙げられています。アスリートにおいては、1型糖尿病はもちろんのこと、インスリン依存状態に移行した2型糖尿病でも比較的早期のインスリン使用が勧告されています。それ以外の経口および注射薬の糖尿病治療薬で禁止されている物質はありません。アスリートにおける糖尿病の治療指針についての詳細は、WADA Medical Information to Support the Decisions of TUECs が参考になります[4]。

　脂質異常症（高LDL-C血症）の治療薬として用いられる、HMG-CoA還元酵素阻害薬（スタチン）、小腸コレステロール吸収阻害薬、フィブラート系薬剤などはいずれもドーピング禁止物質ではありません。スタチンに関しては、その副作用のひとつに横紋筋融解症が知られており、アスリートへの使用には注意が必要です。

　高尿酸血症に用いられる薬剤のうち、尿酸排泄促進薬であるプロベネシド（ベネシッド®）は、種々の薬物の尿中排泄に影響を与えることより、禁止表S5の「利尿薬および隠蔽薬」に分類されるドーピング禁止物質になります。

5. 内分泌疾患治療薬[10]

　副腎皮質ステロイド（コートリル®、ソル・コーテフ®、プレドニン®、デカドロン®、リンデロン®など）は禁止表S9に分類されるドーピング禁止物質です。内因性のコルチゾールやデヒドロエピアンドステロン（DHEA）の分泌を刺激する副腎皮質刺激ホルモン（ACTH）、ACTH分泌を促進する副腎皮質刺激ホルモン放出ホルモン（CRH）も禁止物質に含まれます。原発性および続発性副腎不全症に対する副腎皮質ステロイドの投与については、TUEが認められています。

　成長ホルモン（GH）に加えて、GHの分泌を刺激する成長ホルモン放出ホルモン（GHRH）とGH分泌促進ホルモン（GHRP）、グレリン、GHの仲介物質であるIGF-1も禁止されています。GHの投与については、18歳以上の成人成長ホルモン分泌不全症の重症例と小児の成長ホルモン分泌不全による低身長に対し、GHの補充療法が許可されています。

　男性ホルモン（アンドロゲン）にはテストステロン、ジヒドロテストステロン（DHT）、DHEAが挙げられ、内因性のアンドロゲンの分泌を刺激する黄体化ホルモン(LH)/ヒト絨毛性ゴナドトロピン（hCG）、LHの分泌を調整する黄体形成ホルモン放出ホルモン（LHRH)/スプレキュアの投与も禁止されています。WADAでTUEが許可されているのは、器質性性腺機能低下症の男性患者のみです。

6. 精神疾患治療薬[11]

　本邦においてナルコレプシーおよび注意欠如・多動性障害(attention deficit/hyperactivity disorder：ADHD) に適応を持つメチルフェニデート塩酸塩（リタリン®、コンサータ®）は、禁止表カテゴリーのS6「興奮薬」に分類されます。アンフェタミンに類似した薬理作用と構造により、集中力や覚醒度を高める作用があります。

　ナルコレプシーや持続陽圧呼吸療法（CPAP）を行っている睡眠時無呼吸症候群患者にみられる日中の強い眠気に対して用いられるモダフィニル（モディオダール®）も、「興奮薬」に分類されます。なお、CPAPそのものは禁止対象となる治療法ではありませんが、モダフィニル使用に当たってはTUE申請を要します。

　軽症うつ病やナルコレプシーとその近縁傾眠疾患に適応を持つペモリン（ベタナミン®）も、「興奮薬」に分類されます。医師が処方可能な唯一の痩せ薬として知られている、マジンドール（サノレックス®）は禁止表に記載されていませんが、S6bに「特定物質である興奮薬」「および類似の化学構造又は類似の生物学的効果を有す

るもの」とあり、これに該当します。

7. 整形外科疾患治療薬[12]

急性期の炎症や疼痛に対し使用される、非ステロイド系消炎鎮痛薬（NSAIDs）、アセトアミノフェンはドーピング禁止物質を含みません。さらに強力な抗炎症作用を持つ副腎皮質ステロイドは禁止物質で、競技会時のみ禁止されています。腱鞘内や関節内の副腎皮質ステロイドの使用については TUE 申請は不要ですが、ドーピング検査ではモニタリング対象となっていることから、カルテ記載やドーピング検査時に使用薬剤の記載は必要です。

関節リウマチなどの自己免疫疾患による慢性炎症に対し用いられる疾患修飾抗リウマチ薬（DMARDs）や免疫抑制薬は、ドーピング禁止物質には当たりませんが、症状軽減目的に使用される副腎皮質ステロイドについては禁止されており、TUE 申請を要します。

一方、慢性疼痛に対する種々のガイドラインにおいて、2 段階以降に用いられるオピオイド系鎮痛薬のほとんどはドーピング禁止物質になります。プレガバリン（リリカ®）やトラマドール塩酸塩（トラマール®）とその配合剤（トラムセット®）は、ドーピング禁止物質を含みません。

8. 婦人科疾患治療[13]

抗エストロゲン薬は排卵障害による不妊症治療薬であるクロミフェンクエン酸塩（クロミッド®）、シクロフェニル（セキソビッド®）、閉経後乳癌治療薬であるフルベストラント（フェソロデックス®）が禁止表カテゴリー S4「ホルモン調節薬及び代謝調節薬」に分類されます。

子宮内膜症の治療薬、ダナゾール（ボンゾール®）は S1「蛋白同化男性化ステロイド薬」に分類されます。

選択的エストロゲン受容体モジュレーター（SERMs）である、ラロキシフェン塩酸塩（エビスタ®）やバセドキシフェン酢酸塩（ビビアント®）は骨粗鬆症や乳癌治療薬として用いら

れますが、体内のホルモンバランスを相対的にアンドロゲン産生のほうへ傾けることから、禁止されています。

女性・男性ホルモン配合薬は更年期障害、骨粗鬆症などに使用されますが、男性ホルモンを含み、S1.1「蛋白同化男性化ステロイド薬」に分類されます。

9. 耳鼻咽喉科疾患治療[14]

アレルギー性鼻炎に使用される抗ヒスタミン薬、抗アレルギー薬、局所ステロイド薬などはドーピング禁止物質を含みませんが、重症例に用いられる可能性のある経口ステロイド薬はドーピング禁止物質となります。鼻噴霧用ステロイド薬は、局所投与のため TUE 申請は不要ですが、用法用量の遵守と必要時の使用にとどめるべきです。

アレルギー性鼻炎の市販薬にはドーピング禁止物質となるプソイドエフェドリンを含むものがあり、注意が必要です。抗ヒスタミン薬と塩酸プソイドエフェドリンの合剤（ディレグラ®）については、通常の 1 日用量でも尿中濃度 150 μg/mL を超えるため、ドーピング陽性になる可能性があります。

急性・慢性副鼻腔炎に用いられる、感染抑制のための抗菌薬や去痰薬はドーピング禁止物質を含みませんが、増悪時の経口ステロイド薬や前述した抗ヒスタミン薬と塩酸プソイドエフェドリンの合剤についてはドーピング禁止物質となります。

文 献

1) 公益財団法人 日本アンチ・ドーピング機構. 治療使用特例に関する国際基準（日本語）. http://www.playtruejapan.org/downloads/code/wada-215-istue-jp.pdf.

2) 公益財団法人 日本アンチ・ドーピング機構. 気管支喘息に関する TUE 申請のためのチェックリスト. http://www.realchampion.jp/assets/uploads/2015/07/06_material4_beta2_information_2015.pdf

3) 公益財団法人 日本アンチ・ドーピング機構. 医師のための TUE 申請ガイドブック 2016.

http://www.realchampion.jp/assets/uploads/2016/04/tueguidebook2016.pdf

4) 世界アンチ・ドーピング機構. TUEC の決定を根拠づける医療情報.
http://www.wada-ama.org/en/resources/search?f[0] =field_resource_collections%3A158

5) 公益財団法人 日本アンチ・ドーピング機構. 2016年度 国内の TUE 事前申請が必要な競技大会一覧.
http://www.playtruejapan.org/disclosure/2016-tue/

6) 真鍋知宏. 循環器疾患治療におけるドーピング禁止物質. *臨スポーツ医*. 2016, 33(2)：138-145.

7) 渡部厚一. 呼吸器疾患治療におけるドーピング禁止物質. *臨スポーツ医*. 2016, 33(2)：146-154.

8) 蒲原一之. 消化器疾患治療におけるドーピング禁止物質. *臨スポーツ医*. 2016, 33(2)：156-161.

9) 石田浩之. 代謝疾患治療におけるドーピング禁止物質. *臨スポーツ医*. 2016, 33(2)：162-166.

10) 杉原 仁. 内分泌疾患治療におけるドーピング禁止物質. *臨スポーツ医*. 2016, 33(2)：168-73.

11) 西多昌岐. 精神疾患治療におけるドーピング禁止物質. *臨スポーツ医*. 2016, 33(2)：174-180.

12) 中山修一. 整形外科疾患治療におけるドーピング禁止物質. *臨スポーツ医*. 2016, 33(2)：182-191.

13) 能瀬さやか. 婦人科疾患治療におけるドーピング禁止物質. *臨スポーツ医*. 2016, 33(2)：192-197.

14) 大久保公裕. 耳鼻咽喉科疾患治療におけるドーピング禁止物質. *臨スポーツ医*. 2016, 33(2)：198-201.

Chapter 2

各種疾患のマネジメント・発生機序・病態・治療法

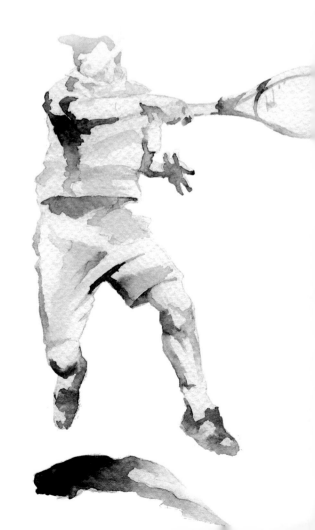

Chapter 2 外傷性肩関節脱臼

各種疾患のマネジメント・発生機序・病態・治療法

肩関節疾患

🔑 KeyWords　反復性肩関節脱臼、Bankart損傷、Bristow法

本田英三郎

> ★ 本章のポイント
>
> 　肩関節脱臼は関節脱臼のなかで最も頻度が高く、日常診療でよく遭遇します。その多くが外傷性の前方脱臼で、10～20歳代の若年層、次いで50歳代に多くみられます。20歳以下での再脱臼率が約80～90％と高いことが特徴で、年齢が上がるにつれて腱板損傷などを合併する頻度が高くなります。
> 　初回脱臼の治療の基本は保存治療で、初期固定を行った後に可動域訓練、筋力訓練を開始します。脱臼を繰り返し、日常生活に支障をきたす場合やスポーツ活動が制限されてしまう場合には手術療法の適応となります。手術は関節鏡視下手術が主流ですが、ラグビー、アメリカンフットボールなどのコンタクトスポーツ選手に対しては、術後の再脱臼を予防するため観血的手術を行います。

はじめに

　肩関節脱臼とは肩甲上腕関節の脱臼を指し、関節脱臼のなかで最も頻度が高いものです。そのほとんどは外傷性に伴うもので、脱臼方向は前方と後方に大別されます。肩関節脱臼の約98％は前方脱臼で、肩関節外転外旋位を強制されることによって発生します。一方、後方脱臼は約2％といわれ、前方脱臼に比べ稀でしばしば診断に苦慮することがあり、見逃される症例も存在します。

　発生は10～20歳代の若年層、次いで50歳代に多くみられます[1]。最も重要な合併症のひとつが再脱臼であり、年齢によってその頻度には差があります。20歳以下では約80～90％と高い再脱臼率を認め、反復性へ移行していきます。20～40歳では約60％、40歳以上では10～15％と報告されており、年齢が若いほど再脱臼のリスクは高くなります[2]。一方で、40歳以上の患者では初回脱臼時に約90％に腱板損傷の合併を認めます。そのほかにも、大結節骨折、上腕骨頸部骨折、上腕二頭筋断裂、腋窩神経麻痺などの合併損傷を認めることがあるため、脱臼だけにとらわれずに注意深く診察を行う必要があります。この章では主に前方脱臼について述べてゆきます。

病　態

　肩関節の安定性は、肩関節周囲筋、上腕二頭筋腱などの動的要素と、骨、関節唇、靱帯、関節包などの静的要素により保持されています（図1）。静的要素のなかで最も重要なものが前下方の関節上腕靱帯であり、外傷性肩関節前方脱臼ではこの関節上腕靱帯と関節唇の複合体が破綻します。

　多くの場合、関節唇が関節窩縁より剥離するBankart損傷（図1）ですが、関節上腕靱帯実質の損傷や上腕骨側での剥離病変（Humeral avulsion of the glenonumeral ligament：HAGL損傷）なども存在します。

⑪ 外傷性肩関節脱臼

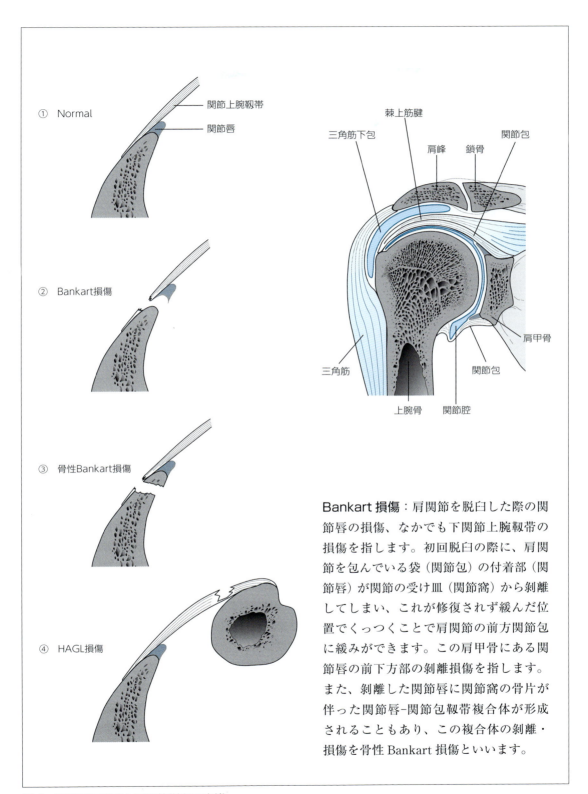

Bankart損傷：肩関節を脱臼した際の関節唇の損傷、なかでも下関節上腕靱帯の損傷を指します。初回脱臼の際に、肩関節を包んでいる袋（関節包）の付着部（関節唇）が関節の受け皿（関節窩）から剥離してしまい、これが修復されず緩んだ位置でくっつくことで肩関節の前方関節包に緩みができます。この肩甲骨にある関節唇の前下方部の剥離損傷を指します。また、剥離した関節唇に関節窩の骨片が伴った関節唇-関節包靱帯複合体が形成されることもあり、この複合体の剥離・損傷を骨性Bankart損傷といいます。

図1　肩関節の構造と肩関節脱臼の病態

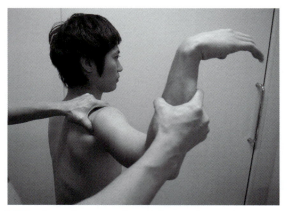

図2　Anterior apprehension テスト

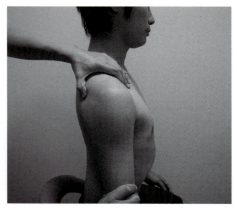

図3　Sulcus テスト　Sulcus sign 陰性例

　また、脱臼時には関節窩と上腕骨後方が衝突するため高頻度に骨傷を認め、関節窩前下方の骨折を伴う骨性 Bankart 損傷は約 50％ にみられます。上腕骨後方の陥没骨折である Hill-Sachs 損傷は外傷性脱臼の 80％ 以上の頻度でみられますし[3]、上方関節唇損傷（Superior labral anterior to posterior tear：SLAP 損傷）も約 30％ に合併します[4]。

診　断

1. 身体所見

　前方脱臼時であれば、上腕骨頭が前下方に落ち込むことにより、外見上三角筋の膨隆は消失し、肩峰の突出を認めます。後方脱臼時は肩関節内旋・内転位にて上肢が固定されていることが多く、視診上で特徴的な所見をあまり認めないことが多いです。いずれの脱臼においても疼痛のため自動・他動運動は制限されます。

　整復後や反復性脱臼患者の診察においては、以下のような項目の評価を行います。

1）問　診

　初回脱臼かどうか、複数回の場合は脱臼回数、頻度や間隔、脱臼時の状態（外傷、てんかんなど）、片側か両側か、自然整復し得たかどうか、スポーツ種目、ポジション、学年、特に引退時期やオフシーズンについては治療方針を決めるうえで重要となるため詳細に聴取を行います。

2）診察所見

①Anterior apprehension テスト（図2）

　肩関節外転 90°、外旋 90° にて上腕骨頭を後方より前方に押し出すことで、不安感や恐怖感、疼痛を訴えれば陽性とします。これは肩関節前方不安定性や前方関節唇損傷を示唆する所見となります。加えて、外転 0°、30°、60° においても最大外旋を行って不安感の有無を確認します。45° 以下で症状を呈する症例では、上方関節唇や関節包損傷などの合併損傷を疑う必要があります。

②Sulcus テスト（図3）

　肩関節中間位にて上肢を下方牽引することで、肩峰と上腕骨頭の間に全周性の陥凹を認めるものを Sulcus sign 陽性とします。そして、骨頭の移動量により grade 1（1 cm 未満）、grade 2（1～2 cm）、grade 3（2 cm 以上）と分類[5]されます。関節包弛緩性を示唆する所見であり、2 cm 以上陽性となる場合は、関節不安定性を伴っている可能性が高いとの報告[6]もあります。したがって、その他の関節弛緩性を確認する必要があります。

③Load and shift テスト（図4）[5]

　座位もしくは仰臥位にて肩甲骨を固定しなが

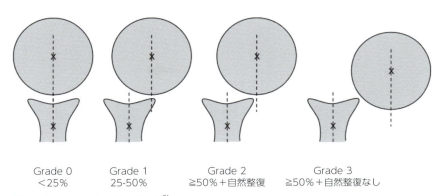

図4 Load and shift テスト[5]

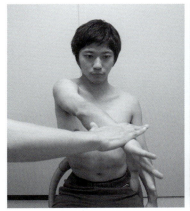 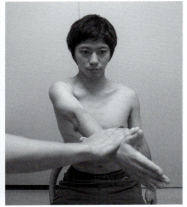

回内位（左）で抵抗時に疼痛を認め、回外位（右）で消失するものを陽性とします．

図5 O'Brien テスト

ら、上腕骨頭を関節窩より前方・後方・下方にストレスを加え、関節窩に対して骨頭の移動量を評価するテストです．関節窩縁より骨頭が25％以上乗り越えるものを grade 1、50％を越え脱臼するが、自然整復されるものを grade 2、脱臼して自然整復されないものを grade 3 に分類しています．

④Relocation テスト

　仰臥位にて外転90°、最大外旋を行うことで生じた不安感や恐怖感などの症状が、骨頭を前方から後方へ押すことで消失するものを陽性とします．

⑤O'Brien テスト（図5）

　上方関節唇損傷（SLAP損傷）の診断に用います．被検者は肩関節屈曲90°、水平内転15°、肘関節伸展位、前腕回内位とし検者が前腕上方より抵抗を加えて疼痛の有無を確認し、次に前腕回外位でも同様に抵抗を加えて疼痛の有無を確認します．回内位で生じた疼痛やクリックが回外位で消失すれば陽性とします．

⑥General joint laxity（全身関節弛緩性）テスト（図6）

　手・肘・肩・股・膝・足関節、脊柱の7項目の弛緩性を評価し、4項目以上陽性であった場合、関節弛緩性ありと判断します．

手：母指を過外転させ前腕掌側に接触できれば陽性

肘関節：15°以上の過伸展で陽性（反張肘）

肩関節：背部で手指が組めれば陽性

股関節：立位膝伸展位で下肢を外旋させ踵骨を

53

Chapter 2 各種疾患のマネジメント・発生機序・病態・治療法

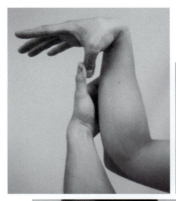
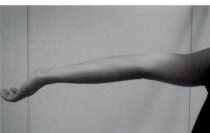
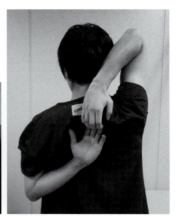
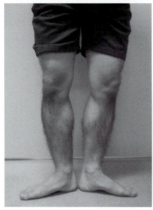
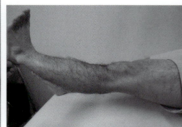
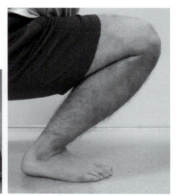

上段左から手関節、肘関節、肩関節
中段左から股関節、膝関節、足関節
下段　脊柱

（肩関節のみ陽性）

図6　General joint laxity テスト

中心に両母趾のなす角が180°以上で陽性
膝関節：10°以上の過伸展で陽性（反張膝）
足関節：45°以上の過背屈で陽性
脊椎：前屈位にて手掌が床に接地すれば陽性

2. 画像所見

脱臼時、前方脱臼（図7）であれば単純X線正面像にて容易に診断は可能ですが、後方脱臼（図8）の場合は単純X線正面像では正常にみえることが多いため、肩関節側面撮影像（スカプラY像）やCT検査などを追加して行うこと

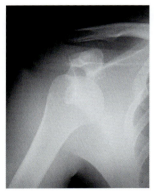

図7 前方脱臼（単純X線正面像）

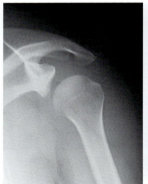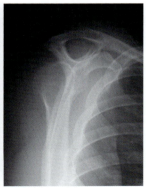

図8 後方脱臼（単純X線正面像、スカプラY像）

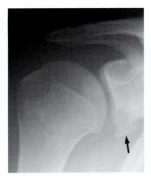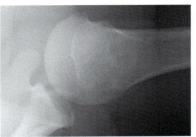

図9 骨性Bankart損傷（単純X線正面像：Westpoint view）

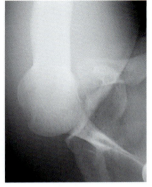

図10 Hill-Sachs損傷（単純X線像：Stryker view）

で見逃しを防ぐことが可能です。また、大結節骨折などの合併損傷の有無を評価します。整復後や反復性脱臼症例の場合は、下記のような項目について評価を行います。

①単純X線検査

画像検査の基本となる単純X線検査では、骨性Bankart損傷（肩甲骨窩前下方）やHill-Sachs損傷（上腕骨頭骨後下方）の有無を評価します。骨性Bankart損傷が大きい場合や転位のある場合は正面像でも評価することができますが、肩関節軸方向撮影（Westpoint view）が有用です（図9）。またHill-Sachs損傷は正面像内旋位もしくは肩関節挙上内旋位撮影（Stryker view）が有用です（図10）。健側も撮影して比較することで正確な診断を行うことが可能となります。

②単純CT検査

単純CT検査では、骨性Bankart損傷（図11）、関節窩骨欠損（Glenoid bone loss）の程度、Hill-Sachs損傷の有無を評価します。

骨性Bankart損傷の大きい場合や脱臼を繰り返し関節窩の摩耗が強い場合には、関節窩骨欠損が大きくなります。そのため関節窩の骨欠損率を矢状断像（sagittal像）もしくは3D-CT像にて計測しますが、骨欠損率が20〜25％を超える場合には、骨欠損に対する処置が必要となります。また、Hill-Sachs損傷（図12）についてもサイズと幅を評価し、Remplissage法などの追加の処置が必要かどうかの判断を行います。

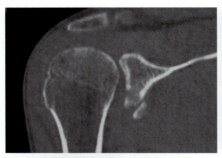
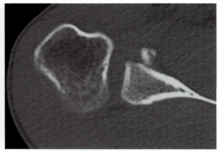
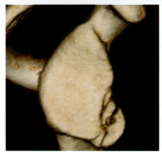

左上：冠状断像
右上：軸位断像
左下：3D-CT像

図11　骨性Bankart損傷の単純CT像

③単純MRI検査

　MRI検査では、Bankart損傷、Hill-Sachs損傷、関節包の連続性（HAGL損傷）、SLAP損傷、腱板損傷の有無などの評価に用います。関節包、関節上腕靱帯の評価には関節造影MRI（MR-arthrography：MRA）が有用です。受傷直後であれば、関節内に出血を伴っているため単純MRI検査でもMRAと同等の検査結果を得られますが、受傷から時間が経過している場合には、MRAを行うことでより詳細な評価が可能です。

　Bankart損傷は軸位断（axial像）で診断を行いますが、損傷がある場合、関節唇と関節窩の間に造影剤の滲出や高輝度変化を認めます（図13）。

　Hill-Sachs損傷も軸位断、矢状断にて診断可能で、上腕骨頭後方に陥凹を認めます。受傷後間もない時期であれば、陥凹の周囲に骨髄浮腫（脂肪抑制T2 high、T1 low）を認めます（図14）。

　関節包断裂やHAGL損傷は、冠状断で診断が可能です。骨頭から関節窩へかけて関節包の連続性が破綻していないか、造影剤の漏出がないかを評価します。

　SLAP損傷は冠状断で評価を行い、上方関節唇と関節窩の間に高輝度変化を認め、関節唇の剝離開大を認めます。しかし、正常所見であるsublabral recess（関節唇下間隙）との鑑別は難しく、診察所見と併せて診断を行うことが重要です。

鑑別診断

　動揺肩（loose shoulder）との鑑別診断において一番重要なことは、不安定感などの自覚症状があるかどうかです。一般に、関節弛緩性に伴う動揺肩であれば症状を訴えることは少ないです。また、General joint laxity（全身関節弛緩性）を認めることが多く、単純X線（挙上位）にて上腕骨のスリッピング所見の有無を参考にします。不必要な手術を避けるためにも、弛緩性と不安定性の鑑別が重要となります。

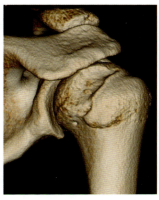

図 12　巨大な Hill-Sachs 損傷（単純 CT　3D-CT 像）

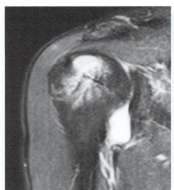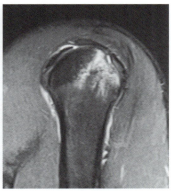

図 14　Hill-Sachs 損傷の単純 MRI 脂肪抑制 T2 強調像（Coronal 像、Sagittal 像）

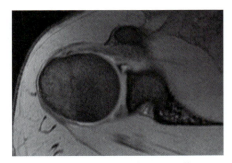

図 13　Bankart 損傷の単純 MRI 像

整　復

1．前方脱臼

1）Milch 法（ゼロポジション）（図 15）

　患者を仰臥位にして、患肢を scapular plane にて他動的に挙上（外転、外旋）しながら、同時に上腕骨頭を押し上げ整復する方法です。患肢の挙上は愛護的に行い、疼痛を最小限にすることで筋弛緩を得られやすくなります。

2）Stimson 法（図 15）

　患者をベッド上で腹臥位にして、患肢をベッドから下垂させ約 5〜10 kg の重りをつけて下方に牽引し、整復する方法です。患者に重しを持たせることも可能ですが、手関節に結びつけるほうが筋弛緩は得られやすくなります。

2．後方脱臼

　上肢を下方に牽引しながら、愛護的に屈曲・内転・内旋を行い、骨頭を後方から前方に押し整復します。再脱臼を防止するため、外旋位にて固定します。

治療方針

1．初回脱臼・亜脱臼

　保存治療が基本となりますが、20 歳以下の若年層では再脱臼率が高いことを十分説明しておく必要があります。初期固定を行った後に、徐々に可動域訓練、筋力訓練を開始していきます。

　初期固定方法は、内旋位か外旋位か（図 16）[7] で意見の分かれるところです。当院では、患者背景と外旋位装具でのコンプライアンスが得られるかどうかで固定方法を患者に選択させています。また、柔道・アメリカンフットボール・ラグビーなどの体を激しくぶつけ合うコリジョンスポーツアスリートであれば、初回脱臼であっても再脱臼のリスクが高いことから、手術治療の適応となることがあります。

①外旋位固定法

　井樋らが初回脱臼後患者に外旋位固定を行い、再脱臼率の低下を認めたと報告したことから広まった方法で、受傷後から約 30°外旋位固

57

Milch 法（ゼロポジション）　　　　Stimson 法

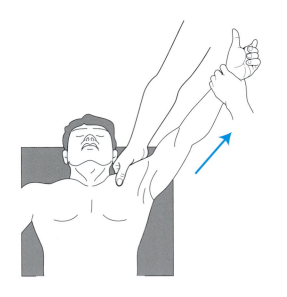
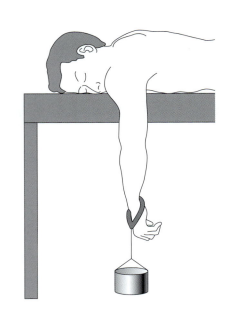

図15　前方脱臼の整復

定を3〜4週間行います。外旋位を24時間保持することが望ましいとされていますが、コンプライアンスの問題から受け入れ困難な場合が多いです。

②内旋位固定法

従来行われてきたもので、上肢の懸垂を行い損傷組織の安静を図ります。三角巾などを用いて肩関節内旋位で約3週間固定を行ったのちに可動域訓練、筋力訓練を行います。

2. 反復性脱臼・亜脱臼

脱臼・亜脱臼を繰り返す場合、リハビリテーションやテーピング、装具などの保存治療では再脱臼の予防は困難なため外科的治療の適応となります。スポーツ特性やスポーツ復帰時期を考慮して手術方法を選択する必要があります。しかしながら引退時期などを考慮した場合、外科的治療では復帰が間に合わない際には、再脱臼のリスクを理解させたうえで脱臼防止装具などを使用し、保存的に経過をみることもあります。

①関節鏡視下 Bankart 修復術

関節鏡視下手術の Gold standard です。前下方に落ち込んだ Bankart 損傷（前下関節上腕靱帯-関節唇複合体）を肩甲窩頸部より十分に剥離し、元の関節窩縁に挙上できる状態にしてから、Suture anchor を用いて関節窩縁に固定する方法です。

低侵襲で術後再脱臼率も10％未満と良好であるため、現在、反復性肩関節脱臼に対して最も行われている手術方法です。しかしながら、コンタクトの多いコリジョンスポーツアスリートの場合、再脱臼率が10〜25％と依然高い現状にあるため、当科では後述する Bristow 変法を勧めています[8]。

［適　応］
1) 日常生活やスポーツ活動で脱臼・亜脱臼をきたす症例
2) 関節窩骨欠損が小さい（関節窩横径≦25％）症例
3) ノンコリジョンスポーツアスリート

外旋位装具例　　　　　　　内旋位装具例

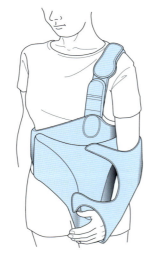
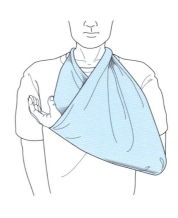

図16　外旋位固定と内旋位固定[7]

[術後リハビリとスポーツ復帰]

　術後4週間は三角巾にて患部の安静を図り、外旋可動域制限が生じないよう下垂位外旋30°までの可動域訓練を行います。術後6週からは外旋30°を超える可動域訓練を開始し、術後2か月でジョギングやランニングを許可します。本格的な可動域・筋力強化訓練を開始するのは術後3か月からとなります。スポーツ復帰は術後5か月です。コリジョンスポーツアスリートの場合は、術後6か月までタックルなどのコンタクト動作を許可せず、徐々にスポーツ復帰を許可することとなります。

②直視下Bristow変法（烏口突起移行術）

　Bristow法は烏口突起を共同腱ごと切除し、関節窩前方の頸部に移行して固定するもので、①共同腱による前方制動機構の補強、②肩甲下筋の上方移動の抑制、③Bone blockとしての骨性制動、の3点により前方脱臼を防止する方法です。とりわけ共同腱による制動が最も重要で、骨頭と共同腱との距離を短くすることで、より脱臼防止効果が高まると報告されています[9]。

　当科では、確実な骨癒合と脱臼予防を目指して、肩甲窩をリーミングして烏口突起を半埋込みにするというBristow変法を行っており、良好な成績を収めています[10]。術後は単純CT検査により骨癒合を確認したうえでスポーツ復帰を判断するため、復帰時期の判定が行いやすいという利点があります（図17・18）。

[適　応]
1) 鏡視下Bankart修復術が困難な症例
・関節窩の骨欠損が大きい（関節窩横径＞25％）症例
・関節包実質での損傷などを認める場合
・柔道、ラグビー、アメリカンフットボールなどのコリジョンスポーツアスリートで再脱臼のリスクが高い場合
2) 早期スポーツ復帰を目指す症例
3) 鏡視下Bankart修復術後に再脱臼した症例

[術後リハビリテーションとスポーツ復帰]

　術後4週間は三角巾にて患部の安静を図りその後、移植骨にストレスを加えない範囲での可動域・筋力訓練を開始します。術後1か月でジョギング・ランニングを許可し、術後2か月で単純CT検査による評価を行って骨癒合が

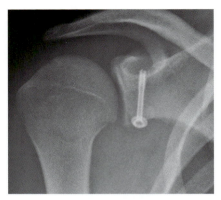

図17　Bristow変法での術後単純X線像

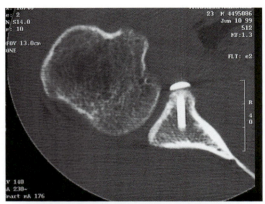

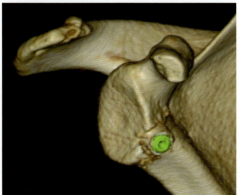

図18　Bristow変法での術後CT像

確認できれば，本格的な可動域・筋力強化訓練を開始します．

　コリジョンスポーツ以外の場合には，術後3か月でスポーツ復帰は可能です．しかしコリジョンスポーツの場合には，術後4か月でタックルなどのコンタクト動作を許可し，徐々にスポーツ復帰を許可しています．

文献

1) Rowe CR. Prognosis in dislocations of the shoulder. *J Bone Joint Surg Am*. 1956, 38A(5)：957-977.
2) McLaughlin HL, Cavallaro WU. Primary anterior dislocation of the shoulder. *Am J Surg*. 1950, 80(6)：615-621.
3) Sugaya H, Moriishi J, Dohi M, et al. Glenoid rim morphology in recurrent anterior glenohumeral instability. *J Bone Joint Surg Am*. 2003, 85-A(5)：878-884.
4) 大関信武，山崎哲也，内田繕博．上方関節唇損傷を合併した外傷性肩関節前方不安定性．肩関節．2007, 32(1)：151.
5) Altchek DW, Warren RF, Skyhar MJ, et al. T-plasty modification of the Bankart procedure for multidirectional instability of the anterior and inferior types. *J Bone Joint Surg Am*. 1991, 73(1)：105-112.
6) Tzannes A, Murrell GA. Clinical examination of the unstable shoulder. *Sports Med*. 2002, 32(1)：447-457.
7) Itoi E, Hatakeyama Y, Sato T, et al. Immobilization in external rotation after shoulder dislocation reduces the risk of recurrence. *J Bone Joint Surg Am*. 2007, 89(10)：2124-2131.
8) Mazzocca AD, Brown FM Jr, Carreira DS, et al. Arthroscopic anterior shoulder stabilization of collision and contact athletes. *Am J Sports Med*. 2005, 33(1)：52-60.
9) 丸山　公．反復性関節脱臼に対する関節内操作を加えたBristow変法手術．肩関節．2003, 13(2)：305-308.
10) 岩噌弘志．Bristow変法における烏口突起固定法の工夫・外旋制限軽減と確実な骨癒合を目指して．肩関節．2004, 28(2)：245-249.

Chapter 2 各疾患のマネジメント・発生機序・病態・治療法 　肩関節疾患

腱板損傷

🔑**KeyWords** 腱板損傷、関節鏡視下腱板修復術（ARCR）、Bridging suture

本田英三郎

★**本章のポイント**

　肩関節痛の代表的な疾患である腱板損傷は、腱板の加齢性変化を基盤として発生することが多く、疼痛や筋力低下により日常生活が著しく制限されます。一方で、スポーツに伴う腱板損傷は若年者に多く、外力やオーバーユースにより発生します。コンタクトスポーツでは完全断裂、オーバーヘッドスポーツでは不全断裂をきたしやすい特徴があります。

　いずれの場合も保存治療が基本となりますが、明らかな損傷があり保存治療では改善が期待できない場合や、保存治療を行っても改善のみられない場合には専門医への紹介が望ましいです。糖尿病や高脂血症、骨粗鬆症などの既往症のある症例や喫煙歴のある症例での術後成績は不良傾向ですので、術前に既往症に対する治療を行っておくことも大切です。

はじめに

　腱板断裂は、肩関節痛の原因となる代表的な疾患です。腱板の加齢性変化を基盤として発生することが多いため、その発生頻度は増加しており、臨床の現場で診療に当たる機会も増えてきています。腱板断裂は、肩関節痛や機能障害により著しく日常生活を制限し得る疾患であるため、的確な診断や治療選択を行うことが求められます。

　一方、スポーツに伴う腱板損傷は若年者に多く、その病態は加齢性変化とは異なり、スポーツ特性を理解したうえで治療に当たる必要があります。

　ここでは、これらの腱板損傷について最新の知見とともに述べていくこととします。

腱板機能

　腱板は、棘上筋、棘下筋、肩甲下筋、小円筋の4つの筋から構成される筋肉の束です（図1）。それぞれの筋は個別の運動機能を有してい

ます。

　また、前方と後方の腱板が共同して働いて骨頭の求心位を保つ機能（force couple）を有しており、肩甲上腕関節の動的安定化機構として働いています[1]。そのため腱板損傷を生じると、それぞれの筋力低下をきたすだけでなく、肩甲上腕関節の安定性が破綻します。棘上筋や棘下筋の損傷が起こると、相対的に三角筋の作用が強まり、骨頭の上方化を招いて二次性に肩甲上腕関節の変形を生じさせ、さらなる疼痛や可動域制限の原因となります。また、腱板自体の短縮や脂肪変性などの二次性変化も出現します。

腱板損傷の病態

　腱板損傷の原因としては、腱板自体の脆弱性が原因となる内因性と何らかの外力が加わることで発生する外因性があり、それらが単独もしくは組み合わさり腱板断裂を生じると考えられています。

　内因性としては、加齢による代謝や血流の変化による腱板自体の変性、腱内での剪断ストレ

62

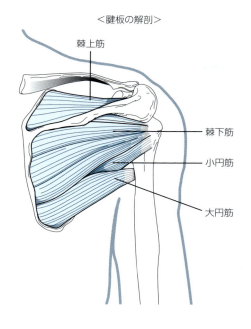
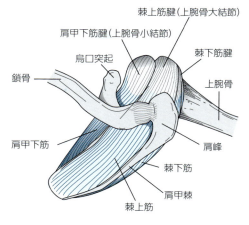
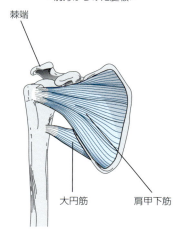

腱板	動作
棘上筋	屈曲・外転・内旋
棘下筋	屈曲・外転・外旋
肩甲下筋	外旋
小円筋	内旋

図1　腱板の構成とその動作機能

スによる変化などがあります。一方、外因性としては肩峰と腱板との衝突（肩峰下インピンジメント）や擦れ合い、肩関節の不安定性、急性外傷、繰り返される微小外力などがあります。多くの場合、これらの内因性・外因性の要素が重なり合い、腱板損傷を生じると考えられます[2]。

40歳以下における腱板損傷の頻度が4％であるのに対して、60歳以上では54％と高いことからも、高齢者においては腱板自体の変性など内因性要素が大きく影響していると考えられます[3]。

一方でスポーツに伴う腱板損傷では、外因性要素が大きく影響します。ラグビー、アメリカンフットボールなどのコンタクトスポーツやスキーなどの転倒の多いスポーツでは、急性外傷により完全断裂をきたすことが多くなります。また野球、テニス、バレーボールなどのオーバーヘッドスポーツでは、肩関節外転、外旋位において腱板と関節唇とが衝突して擦れ合い（internal impingement）、オーバーユース（使い過ぎ）により関節側の腱板不全断裂をきたすこととなります。

一般的に腱板損傷部位は、棘上筋の大結節付着部前方より起こることが多いです。この部位は血流、特に関節側での血流が乏しいとされて

<完全断裂>

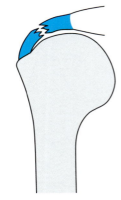

完全断裂の分類（DeOrio & Cofield 分類）[5]

完全断裂	損傷サイズ
小断裂	1 cm 以下
中断裂	1〜3 cm
大断裂	3〜5 cm
広範囲断裂	5 cm 以上

不全断裂の分類（Ellman 分類）[6]

不全断裂	損傷サイズ	深さ（%）
Grade 1	3 mm 以下	全層の 25% 以下
Grade 2	3〜6 mm	全層の 25〜50%
Grade 3	6 mm 以上	全層の 50% 以上

<不全断裂>

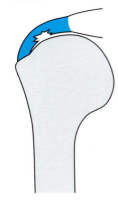
関節側

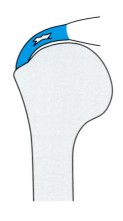
実質内

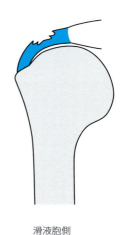
滑液胞側

図2　腱板損傷の断裂

表1　肩甲下筋損傷の分類（Lafossa 分類）[7]

Grade	損傷サイズ
Grade 1	近位関節より 1/3 以下の部分損傷
Grade 2	近位関節より 1/3 以下の完全断裂
Grade 3	近位関節より 2/3 以下の完全断裂
Grade 4	肩甲下筋腱も完全断裂で、骨頭が前方偏位していない
Grade 5	肩甲下筋腱も完全断裂で、骨頭が前方偏位している

おり、損傷を起こしやすい部位です。また、解剖学的な治癒が得られにくいため、損傷部位は徐々に拡大していくこととなります。肩甲下筋については、近位の 2/3 が腱性に小結節に付着し、遠位 1/3 が筋性に上腕骨頭頸部前面に付着していますが、近位関節側より損傷を起こすことが多くなります。

無症候性腱板損傷の自然経過観察において、

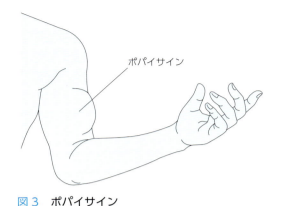

図3　ポパイサイン

損傷部位の拡大を約半数に認めます。また、初診時に完全断裂と診断された61%、部分断裂と診断された44%に平均2.6年で損傷部位の拡大を認めたことが報告[4]されています。その際、損傷が拡大した症例の約半数に新しく出現した痛みを伴うため、経過観察中に疼痛の増悪を認めた場合には損傷部位の拡大を疑い、MRI検査などの精査を行うことが望ましいです。

腱板損傷の患者に対しては、予め自然経過について十分な説明を行っておくことは重要です。

腱板損傷の分類

腱板の断裂形態は、完全断裂（肩関節腔と肩峰下滑液包との交通性のあるもの）と不全断裂（交通性のないもの）に大別されます（図2）。不全断裂は損傷部位により関節側断裂（joint side tear）、滑液包側断裂（bursal side tear）、実質内断裂（intertendinous tear）、そしてそれらが複合したものに分類されます。また、その損傷の深度により grade 1（3 mm 以下、全層の25%以下）、grade 2（3〜6 mm、全層の25〜50%）、grade 3（6 mm 以上、全層の50%以上）に分類されます。

一方、完全断裂は損傷の大きさにより、小断裂（1 cm 以下）・中断裂（1〜3 cm）・大断裂（3〜5 cm）・広範囲断裂（5 cm 以上）と分類されます。これは、DeOrio & Cofield が手術所見における損傷部位の前後長により分類したもので、広く用いられています。またこの分類は、主に棘上筋・棘下筋損傷の評価に用いられます。

肩甲下筋は、近位関節側より損傷を起こすことが多いため、近位関節面よりどの程度損傷しているかで分類する Lafosse 分類（表1）[7]を用います。近位1/3以下の部分損傷を grade 1、近位1/3以下の完全断裂を grade 2、近位2/3以下の完全断裂を grade 3、肩甲下筋腱の完全断裂で骨頭が前方偏位していないものを grade 4、骨頭が前方偏位しているものを grade 5 とします。

診　断

1．症　状

腱板損傷の主な症状は、疼痛、筋力低下、可動域制限です。初期には安静時痛を呈することもありますが、可動時痛や夜間痛を主訴とすることが多くなります。

問診では、転倒などの外傷歴の有無を確認します。明らかな外傷歴がない場合には職業歴、スポーツ活動、利き手なども詳細に聴取します。

2．身体所見

1）視診

肩関節周囲の腫脹や筋萎縮の有無を確認します。肩峰前下方に腫脹を認める場合は、肩峰下滑液包炎などを疑います。また、発症より経過が長い症例では筋萎縮を認めることが多く、肩甲棘より上方（棘上筋）・下方（棘下筋）の筋の状態を左右差も含めて確認します。上腕二頭筋長頭腱断裂を合併している症例では、上腕二頭筋腹が下垂し、popeye sign（図3）を認めるため、上腕部までしっかりと診察を行う必要があります。

2）触診

大結節、小結節、結節間溝、肩峰、肩甲棘などを指標に、圧痛や陥凹の有無を確認します。棘上筋損傷であれば、大結節の近位に圧痛を認め、同時に陥凹を触知することがあります。ま

た、肩甲下筋損傷であれば、小結節付近に圧痛を認めることが多いです。結節間溝では上腕二頭筋腱を触知できるため、内外旋時に疼痛を認める場合には上腕二頭筋腱炎や損傷を疑います。

3）可動域

腱板損傷の場合、他動的に可動域は正常でも自動可動域が制限される症例が多いです。そのため、他動可動域・自動可動域を確認することが重要です。他動的には挙上可能であっても、自動で90°以上挙上できない状態を偽性麻痺（pseudoparalysis）といい、これは腱板損傷に特異的な所見です。

自動、他動ともに可動域制限が強い場合には拘縮を疑います。重度の拘縮を認める症例では、腱板完全断裂の割合は低いとの報告があります。

上肢を挙上した際、肩甲上腕関節（肩関節）と肩甲胸郭関節がともに連動して動くため、肩甲上腕関節の可動域を正確に評価するためには、肩甲骨をしっかりと把持した状態で測定を行う必要があります。

4）徒手検査

ⅰ）インピンジメントサイン

①Neer テスト（図4）：検者は、片手で患者の肩甲骨を回旋しないように把持し、もう一方の手で被検者の肩関節を内旋位にて他動的に屈曲（前方挙上）させます。疼痛が誘発されれば陽性です。腱板損傷における感度は60～75％、特異度は50％程度です。肩峰下滑液包炎などの場合にも陽性となることがあります。

②Hawkins テスト（図5）：肩・肘関節屈曲90°で他動的に内旋を行い、疼痛が誘発されれば陽性です。腱板損傷における感度は70～75％、特異度は45％程度です。

③Painful arc サイン：肩甲骨面（scapular plane）で挙上し、60～120°で痛みを生じるものを陽性とします。腱板損傷における感度は65％、特異度は45％程度です[8]。

ⅱ）棘上筋の評価

①Empty-can テスト（図6）：肩甲骨面で90°屈曲し、母指を地面にむけるように回内させ、検者が上方から徒手抵抗を加えた際に、疼痛の有無と筋力を評価します。筋力は、徒手筋力テスト（Manual Muscle Test：MMT）を用いて評価します。

②Full-can テスト（図7）：肩甲骨面で90°屈曲し、母指は上方を向くように回外させ、検者が上方から徒手抵抗を加えた際に、疼痛の有無と筋力を評価します[9]。

③Drop arm テスト：Drop arm とは、上肢を他動的に外転90°まで持ち上げ、ゆっくりと下ろさせた際、上肢を保持できずに落ちてしまう現象のことをいいます。棘上筋の損傷を示唆する所見です。

ⅲ）棘下筋の評価

①ISP テスト（図8）：上肢を自然下垂位、肘関節屈曲90°で、肩関節内外旋中間位から外旋させ疼痛の有無、筋力を評価します。

ⅳ）肩甲下筋の評価

①Lift off テスト（図9）：被検者の手を腰椎レベルで後ろに回し（肩関節内旋位）、手の甲を腰につけた状態から離すことができなければ陽性で、肩甲骨下筋の損傷が示唆されます。また、検者が徒手抵抗を加えて筋力評価を行います。

②Berry press テスト（図10）：内旋制限があり、Lift off テストが不可能な患者においては、Berry press テストが有用です。被検者の手掌を腹部に当てるように力を入れさせ、疼痛の有無、筋力を評価します。

③Bear hug テスト（図11）：患側の手掌を健側の肩に乗せ、検者が手を肩から離す方向（外旋）に力を加えた際に、手掌が肩から離れたら陽性とします。肩甲骨下筋の下部の損傷を示唆する所見となります[10]。

ⅴ）全身タイトネス（tightness）の評価

①CAT（combined abduction）テスト（図12）：仰臥位で肩甲骨を固定した状態で、検者が肩関

腱板損傷

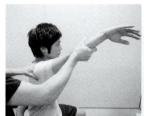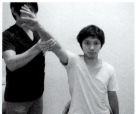

図4　Neer テスト

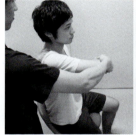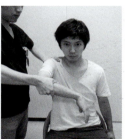

図5　Hawkins テスト

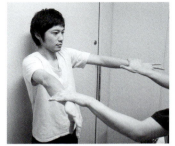

図6　Empty-can テスト

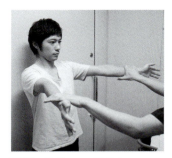

図7　Full-can テスト

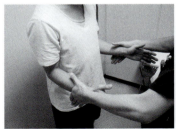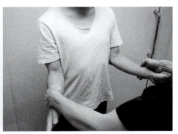

図8　ISP テスト

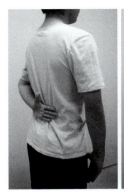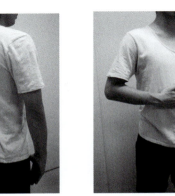

図9　Lift off テスト

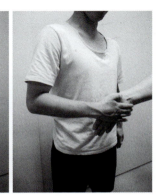

図10　Berry press テスト

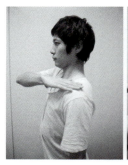
図11　Bear hug テスト

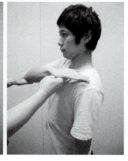
図12　CAT テスト

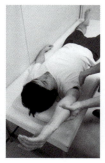

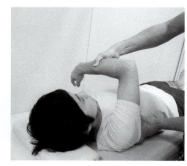
図13　HFT テスト

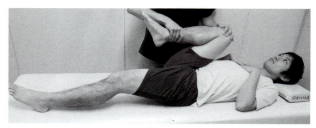
図14　Thomas テスト

節を他動的に外転して角度を測定し、左右差を認める場合に陽性とします。肩甲胸郭の tightness を示唆する所見です。
②HFT（horizontal flexion）テスト（図13）：仰臥位で肩甲骨を固定した状態で、検者が肩関節を水平屈曲して角度を測定し、左右差を認める場合に陽性とします。肩甲胸郭の tightness を示唆する所見です。
③Thomas テスト（図14）：仰臥位で、一方の膝が胸につくように股関節を屈曲させたとき、もう一方の膝が床から浮き上がる現象がみられるかどうかを検査します。この現象がみられた場合、股関節の tightness を示唆する所見となります。
④FFD $_{[cm]}$（finger floor distance）テスト：膝伸展位で前屈させた際の、指先と床の距離を測定します。脊椎やハムストリングの tightness を示唆する所見です。

3. 画像所見
1) 単純X線検査
　通常、腱板損傷の初期には単純X線像では特異的な所見は認めないことが多いのですが、腱板損傷が大きくなるにつれ上腕骨頭の上方化や扁平化を認めるようになります（図15・16）。肩峰下や肩鎖関節の骨棘形成や上腕肩甲関節の変形性変化、骨頭の囊胞形成などを評価します。骨頭上方化は肩峰骨頭間距離（Acromio-humeral Interval：AHI）を計測し、7 mm 以下の場合には腱板損傷が疑われます。

2) 単純CT検査
　肩峰下骨棘形成を認める場合には3D-CT 像で形態評価を行います。これは、肩峰形成術を行う際にどの程度行うかなどの術前評価に有用です。また骨頭に囊胞形成を認める場合には、anchor 刺入位置・方向などの参考となります。

3) 単純MRI検査
　T2強調像での評価が最も重要です。腱板に高信号域を認めれば、腱板損傷と診断できます。冠状断像（coronal 像）にて棘上筋、棘下筋、横断像（axial 像）にて肩甲下筋の評価を行います。棘上筋は特に大結節付着部前方より損傷するため、上腕二頭筋長頭腱の後方を注意深

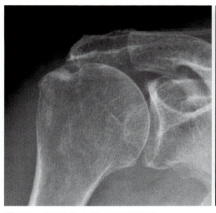
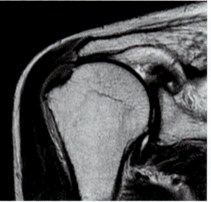

図15　骨頭上方化の画像所見
左：単純 X 線正面像　右：単純 MRI T2 強調像

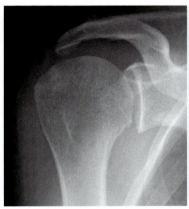
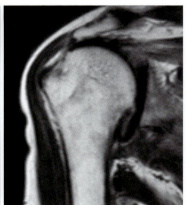

図16　大結節扁平化の画像所見
左：単純 X 線正面像　右：単純 MRI T2 強調像

く確認します（図17）。

また肩甲下筋は、近位は小結節の上面に広く停止しているため、横断像、矢状断像（sagittal像）で小結節上方を十分に確認し、損傷の有無を判断すべきです。肩甲下筋の損傷に伴った上腕二頭筋長頭腱の脱臼や断裂も横断像で評価します（図18）。

T2*（スター）像では、magic angle phenomenon による影響で腱板が高信号となり、誤って腱板損傷と診断しやすいため十分な注意が必要です（図19）。

腱板の脂肪変性の評価には Goutallier 分類を用います（表2）[11]。元々は関節造影 CT 像での評価分類ですが、Fuchs らが MRI 検査にこの分類を適用し、現在広く浸透しています[12]。腱板の脂肪変性が進んでいる場合には一時修復が難しい場合が多く、また修復し得ても術後再断裂のリスクが高いため術前に十分評価し、手術計画を立てる必要があります。

治　療

腱板損傷の治療目的は、疼痛を緩和することと可動域や筋力などの肩関節機能を改善することです。そのため、すべての症例においてまず保存治療から開始することが基本となります。しかし、保存的に治療を行っても症状の改善が

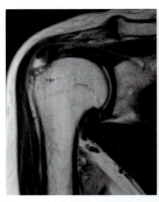 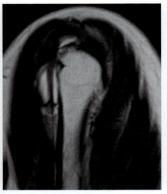 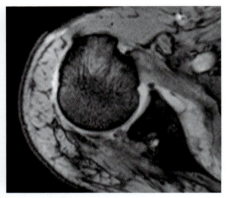

図17　棘上筋完全断裂の単純 MRI T2 強調像
上腕二頭筋腱のすぐ後方で棘上筋の損傷を認める.

図18　肩甲下筋断裂に伴う上腕二頭筋腱脱臼単純 MRI T2 強調像

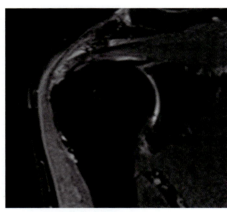 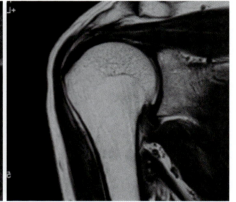

図19　腱板損傷の偽陽性例
左：単純 MRI T2*（スター）像　右：単純 MRI T2 強調像

乏しい症例では、速やかにMRI撮影などでの精密検査を行い、腱板損傷の程度を評価すべきです。また、当初よりMRI像などで明らかな腱板損傷を認め、保存治療では症状の改善が期待できない症例については予め十分な説明を行って、保存治療で改善がなければ専門医へ紹介することが望ましいです。

1. 保存治療

保存治療では、非ステロイド抗炎症薬（NSAIDs）など消炎鎮痛薬の内服、肩峰下滑液包・肩関節へのヒアルロン酸もしくはステロイド注射にて疼痛コントロールを行いつつ、可動域訓練、筋力訓練にて機能改善を図ります。

表2　Goutallier 分類[11]

	損傷サイズ
Grade 0	筋内に脂肪性変化なし
Grade 1	脂肪　軽度
Grade 2	筋肉＞脂肪
Grade 3	筋肉＝脂肪
Grade 4	筋肉＜脂肪

MRI像などで不全断裂と診断した症例には、保存治療で改善を認める例は多く、特に非外傷性や非利き腕、損傷範囲の小さいもの（Ellman分類で grade 2 以下）では治療効果が期待できます[13]。

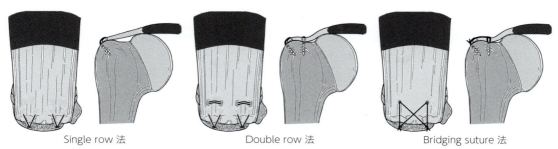

図20　関節鏡視下腱板修復術[16]

　また非外傷性腱板完全断裂の場合でも、保存治療を開始して6〜12週で75％の患者で症状の改善を認めたとする報告もあります[14]。疼痛の程度と腱板損傷の重症度に関連はないとされており、症状が強い場合でもまずは保存治療から開始するのがよいと考えられます[15]。

　また、オーバーヘッドスポーツに伴う腱板不全断裂に対しては、局所の安静と疼痛コントロールに加えて、リコンディショニングを行います。肩甲帯、脊柱、股関節などのtightnessがベースにあることが多いため、肩関節以外も丁寧に診察し、問題点がみつかれば患者本人に認識させ、治療を開始することが大切です。そのうえで、ストレッチ指導や投球フォームなどの動作指導も行います。

2. 手術治療

　保存治療にて疼痛や腱板機能改善が得られない症例が適応です。また、損傷範囲が1 cmを超える完全断裂を認める場合などでは、保存治療に抵抗する症例が多いため、手術治療の適応となることが多くなります。若年者や肉体労働者、スポーツ愛好家といった損傷部位の拡大リスクの高い例では手術治療が望ましいと考えます。

［適　応］
・3か月の保存治療にて改善を認めない
・年齢が若く活動性が高い
・外傷に伴う損傷
・筋力低下などの明らかな機能障害を認める症例

［方　法］

　これまでは直視下での腱板縫合術が一般的でしたが、近年、関節鏡技術やsuture anchorなどの関節鏡周辺器具の進展に伴い、低侵襲な関節鏡視下修復術が主流となってきました。

　多くの症例が関節鏡視下腱板修復術（Arthroscopic Rotator Cuff Repair：ARCR）の適応となりますが、一次修復不能な症例に対しては、Patch法や鏡視下上方関節包再建術、広背筋移行術、リバース型全人工肩関節置換術などの方法が選択肢となります。ここでは、当院で主に行っている手術方法を紹介します。

1）関節鏡視下腱板修復術（図20）[16]

　関節鏡視下腱板修復術は、関節鏡視下に腱板の断裂形態や欠損サイズを確認し、剝離・牽引操作を行ったうえで、上腕骨付着部に縫合可能かどうかを判断します。一次修復可能と判断すれば、上腕骨にsuture anchorを挿入し、腱板を縫着します。これまでSingle row法、Double row法などの方法が行われてきましたが、再断裂のリスク軽減のため現在はBridging suture法が主流となりつつあります。

　Bridging suture法は、大結節内側にsuture anchorを挿入し、縫合糸を腱板断端に掛け、橋渡しするかたちで大結節外側に挿入したknotless anchorで固定する方法で、腱板を面で押さえ込めるため、接触面積や接触圧を増加させることができます。当科では、このBridging suture法で修復術を行っています。また、肩峰下の骨棘が突出し、腱板とインピンジを生じる

症例には、同時に肩峰形成術を行います。

肩峰形成術（ASD：arthroscopic subacromial decompression）：Neer らは、烏口肩峰アーチとのインピンジメントによって腱板損傷が起こると考え、肩峰の徐圧を推奨していました。臨床の現場においても、腱板修復術の際に同時にASD が行われることが多かったのですが、最近では腱板修復術後の成績（治癒や再断裂率）に影響しないとの考えが主流となっており、その適応は限られつつあります。骨棘形成が過剰でインピンジメントを示唆する所見を認める場合や、明らかに肩峰下スペースの狭小化している症例には適応があると考えます。

2）観血的腱板再建術（Patch 法）

大断裂や広範囲断裂の症例では腱板の脂肪変性などにより、術中に十分な剥離・牽引操作を行っても一次修復が困難なことは多いです。また、修復し得ても再断裂のリスクが高いです。そのため、外転位 30°で腱板の断端が上腕骨付着部に届かない場合、届いても過緊張となってしまう場合には、Patch 法の適応となります。

可能な限り肩甲下筋や棘下筋の修復を行ったうえで大転子レベルで大腿筋膜を採取し、欠損部分に補填できるようかたちを整えます。移植筋膜の一方を腱板断端と縫合し、もう一方を大結節上面に suture anchor もしくは Pull-out 法を用いて固定します。

術前の MRI 検査にて、腱板脂肪変性が進んでいる症例（Goutallier 分類 grade 3 以上）や広範囲断裂が予想される症例では、術前準備が必要となります。

3）リバース型全人工肩関節置換術（図 21）

リバース型全人工肩関節置換術（Reversed total shoulder arthroplasty：RSA）は、2014 年より本邦でも施行できるようになりました。70歳以上の修復困難な腱板損傷に適応があります。腱板損傷の最終手段といった位置づけで、変形性肩関節症を合併、あるいは肩関節機能が著しく低下している症例がよい適応です。

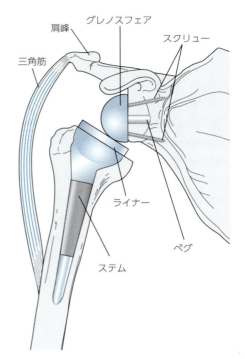

図 21　リバース型全人工肩関節置換術

従来の人工肩関節置換術に比べて、回転中心が内側下方になるため三角筋力を上腕骨に伝えやすく、術後の肩関節挙上機能改善が期待できます。合併症などの問題から経験を積んだ肩関節外科医のみが行うことができる手術手技であり、当科でも手術適応を見極めて行っています。

予　後

一般的に再断裂率は 10〜20% 程度といわれ、損傷の程度の大きさに相関して頻度も高くなります。スポーツに関連した腱板損傷の場合、スポーツレベルが高くなるにつれて復帰率は低下する傾向[17]にありますが、手術を行った症例のうち約 2/3 は元のレベルに復帰することが可能です。

術後成績不良因子

治療成績を左右する患者因子として、年齢、断裂サイズ、性別、既存疾患などが挙げられます。一般的に高齢、損傷サイズの大きいもの、

女性、腱板の脂肪変性が進んでいる症例での治療成績は不良です[18]。また、喫煙習慣のある症例や糖尿病、高脂血症、骨粗鬆症などの既往症を有する症例ほど腱板修復部の治癒が得られにくく、術後成績は悪くなります[19]。そのため、予め喫煙者には禁煙を強く勧め、既往症に対しても十分な治療を行ってから手術治療を行うことが望ましいです。

術後リハビリテーション

術後のリハビリテーションは、再断裂に十分注意しながら進めていく必要があります。一般的に再断裂は損傷の程度が大きい症例ほど頻度が高くなるため、当院では大断裂・広範囲断裂症例に対してのリハビリテーションは慎重に行っています。

術後固定については、腱板修復部への伸張ストレスを避けるため3週間は外転装具を用い、良姿位にて固定を行います。その後は、患部保護のため術後6週まではスリング固定を行っています。

可動域訓練の開始時期については様々な報告がありますが、当院ではscapular plane での他動的屈曲・外転可動域訓練を術翌日より疼痛の範囲内で開始し、徐々に可動域を拡大させることを目指しています。

腱板修復部にストレスのかかる内外旋・伸展訓練については術後3週より徐々に開始し、8週以降に本格的な訓練を開始します。筋力訓練は術後3週より徐々に開始し、8週以降にセラバンドなどを用いて本格的な訓練を開始します。日常生活動作に関しては、荷物を持つなどの軽作業は術後3か月より許可しています。

ただし、大断裂・広範囲断裂症例や骨脆弱性に伴うanchor固定性が弱い症例などでは、通常より3週程度自動運動を遅らせてリハビリテーションプログラムを進めています。

スポーツ活動については、術後8週よりジョギングを許可し、3か月よりダッシュやアジリティ（敏捷性）訓練を開始します。術後6か月で上肢を使用しないスポーツ活動では復帰を許可し、ラグビーやアメリカンフットボールなどのコリジョンスポーツではコンタクト練習を徐々に開始していくことになります。野球やテニスなどのオーバーヘッドスポーツについては、腱板にかかる負荷が大きいため、術後6か月より徐々に動作練習を開始しますが、可動域や腱板機能の回復状況に応じてスポーツ活動を個々に判断する必要があります。

文　献

1) Poppen NK, Walker PS. Normal and abnormal motion of the shoulder. *J Bone Joint Surg Am.* 1976, 58(2): 195-201.

2) Matava MJ, Purcell DB, Rudzki JR. Partial-thickness rotator cuff tears. *Am J Sports Med.* 2005, 33(9): 1405-1417.

3) Sher JS, Uribe JW, Posada A, et al. Abnormal findings on magnetic resonance images of asymptomatic shoulders. *J Bone Joint Surg Am.* 1995, 77(1): 10-15.

4) Keener JD, Galatz LM, Teefey SA, et al. A prospective evaluation of survivorship of asymptomatic degenerative rotator cuff tears. *J Bone Joint Surg Am.* 2015, 97(2): 89-98.

5) DeOrio JK, Cofield RH. Results of a second attempt at surgical repair of a failed initial rotator-cuff repair. *J Bone Joint Surg Am.* 1984, 66(4): 563-567.

6) Ellman H. Diagnosis and treatment of incomplete rotator cuff tears. *Clin Orthop Relat Res.* 1990, 254: 64-74.

7) Lafosse L, Jost B, Reiland Y, et al. Structural integrity and clinical outcomes after arthroscopic repair of isolated subscapularis tears. *J Bone Joint Surg Am.* 2007, 89(6): 1184-1193.

8) Park HB, Yokota A, Gill HS, et al. Diagnostic accuracy of clinical tests for the different degrees of subacromial impingement syndrome. *J Bone Joint Surg Am.* 2005, 87(7): 1446-1455.

9) Itoi E, Kido T, Sano A, et al. Which is more useful, the "full can test" or the "empty can test," in detecting the torn supraspinatus tendon? *Am J Sports Med.* 1999, 27(1): 65-68.

10) Barth JR, Burkhart SS, De Beer JF. The bear-hug test : a new and sensitive test for diagnosing a subscapularis tear. *Arthroscopy.* 2006, 22(10):

1076-1084.

11) Goutallier D, Postel JM, Bernageau J, et al. Fatty muscle degeneration in cuff ruptures. Pre- and postoperative evaluation by CT scan. *Clin Orthop Relat Res*. 1994, (304) : 78-83.

12) Fuchs B, Weishaupt D, Zanetti M, et al. Fatty degeneration of the muscles of the rotator cuff : assessment by computed tomography versus magnetic resonance imaging. *J Shoulder Elbow Surg*. 1999, 8(6) : 599-605.

13) Denkers M, Pletsch K, Boorman R, et al. Partial thickness rotator cuff tears : observe or operative. in Proceedings of the AAOS Annual Meeting, 2012.

14) Kuhn JE, Dunn WR, Sanders R, et al. Effectiveness of physical therapy in treating atraumatic full-thickness rotator cuff tears : a multicenter prospective cohort study. *J Shoulder Elbow Surg*. 2013, 22(10) : 1371-1379.

15) Dunn WR, Kuhn JE, Sanders R, et al. Symptoms of pain do not correlate with rotator cuff tear severity : a cross-sectional study of 393 patients with a symptomatic atraumatic full-thickness rotator cuff tear. *J Bone Joint Surg Am*. 2014, 96(10) : 793-800.

16) Clement ND, Nie YX, McBirnie JM. Management of degenerative rotator cuff tears : a review and treatment strategy. *Sports Med Arthrosc Rehabil Ther Technol*. 2012, 4(1) : 48.

17) Klouche S, Lefevre N, Herman S, et al. Return to sport after rotator cuff tear repair : A systematic review and meta-analysis. *Am J Sports Med*. 2016, 44(7) : 1877-1887.

18) Oh JH, Kim SH, Ji HM, et al. Prognostic factors affecting anatomic outcome of rotator cuff repair and correlation with functional outcome. *Arthroscopy*. 2009, 25(1) : 30-39.

19) Abtahi AM, Granger EK, Tashjian RZ. Factors affecting healing after arthroscopic rotator cuff repair. *World J Orthop*. 2015, 6(2) : 211-220.

Chapter 2

各種疾患のマネージメント・発生機序・病態・治療法

肩関節疾患

肩鎖関節脱臼

🔑 KeyWords　肩鎖関節脱臼、烏口肩峰靱帯、烏口鎖骨靱帯

岩噌　弘志

★本章のポイント

　肩鎖関節脱臼の診断は容易ですが、治療に関しては gold standard がありません。通常、typeⅠ・Ⅱは保存療法、typeⅣ～Ⅵは手術療法の適応です。typeⅢに関しては一定の基準はなく、病態の理解と手術術式の merit と demerit の理解のもとに、患者の置かれた状況など種々の要素を総合的に判断し、治療方針を決定することが肝要です。当院では「上肢の機能要求度の高い場合には手術療法を考慮する」ことを標準的治療方針としています。

　合併症として、腱板損傷があります。外傷性腱板炎（impingement syndrome）は 6 か月程度の治療を要する例もあり、肩鎖関節脱臼の治療よりむしろ腱板炎の治療のほうが長期を要することもあります。

受傷機転と診断

　肩鎖関節は鎖骨と肩甲骨の間にある関節で、肩鎖靱帯と烏口靱帯により一定の位置に保たれています（図 1）。しかし、肩に無理な力が加わったことでこれらの靱帯が損傷すると、肩鎖関節はずれてしまいます。これが肩鎖関節脱臼です。肩鎖関節脱臼は、転倒など肩への直達外力で受傷する場合がほとんどです。スポーツシーンでいえば、柔道で肩から落ちたり、ラグビーやアメリカンフットボールでボールを持ったプレーヤーがタックルを受けて肩から転倒したり、自転車走行中に転倒して路面に肩を強打した場合などです。

　症状としては、肩鎖関節部の腫脹・圧痛を認めることが多く、ときとして変形を認めることもあります。鎖骨遠位端骨折の有無を確認し、type 分類と確定診断のためには単純 X 線ストレス撮影が必須です。

　合併症として腱板の損傷があります。つまり、受傷初期には肩鎖関節部での疼痛が強いた

め見過ごしてしまいますが、同部の疼痛が緩和されてきた時点で、肩関節挙上時痛・外旋筋力の低下・強い night pain を訴える場合には、MRI 検査などにより腱板損傷の検索が必要になります。MRI 検査にて腱板断裂が確認されなくとも、外傷性腱板炎（impingement syndrome）として 6 か月程度の治療を要する例もあり、肩鎖関節脱臼の治療よりむしろ腱板炎の治療のほうが長期を要することもあります。

治療方針

　通常、Rockwood らの type 分類（表 1）が用いられます。TypeⅠとⅡは保存療法、typeⅣ・Ⅴ・Ⅵは手術療法の適応です。typeⅢに関しては見解が統一されていないのが現状で、個々の症例ごとに検討する必要があります。

1. TypeⅠ・Ⅱ

　通常は保存療法の適応ですが、受傷後数か月しても肩鎖関節部の疼痛が残存する場合があります。その際に単純 X 線検査を再度行うと、肩鎖関節変形性関節症が確認できることがありま

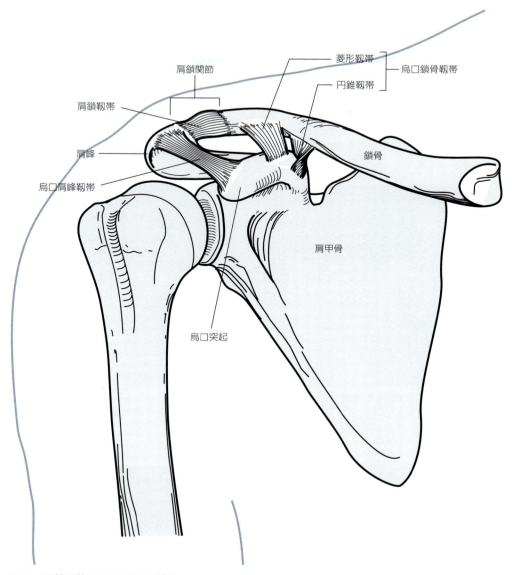

図1 肩鎖関節とその周囲の構造

す（図2）。

単純X線検査において受傷時と変化がなければ、MRI検査を行います（図3）。それによって、鎖骨遠位端のbone bruiseや関節円板損傷が確認できる場合が多いです。この場合には、診断と治療を兼ねてキシロカインブロックテストを行います。

ブロックの有効性は確認できるものの、数回のブロックで改善が得られない場合、関節円板切除と鎖骨遠位端切除術の適応となります。肩峰鎖骨靱帯の損傷を最小限にするため、最近は関節鏡視下鎖骨遠位端切除術（図4）が主流になっています。また、受傷後数か月の単純X線検査で鎖骨遠位端融解を示す例がありますが、これはself-limited疾患であり、放置しても予後は良好です。

表1 Rockwood らの肩鎖関節脱臼の type 分類

type Ⅰ：肩鎖関節の捻挫。鎖骨の脱臼は認めない
type Ⅱ：肩鎖靱帯・烏口鎖骨靱帯の部分断裂。肩鎖関節の亜脱臼
type Ⅲ：肩鎖靱帯・烏口鎖骨靱帯の完全断裂。肩鎖関節の脱臼
　　　　（正常の烏口突起－鎖骨間距離の 25～100％まで）
type Ⅳ：鎖骨の後方脱臼
type Ⅴ：正常の烏口突起－鎖骨間距離の 2 倍以上の転位のある著明な上方脱臼
type Ⅵ：鎖骨の下方脱臼。烏口突起の下に鎖骨遠位端がもぐり込む。極めて稀

初診時　　　　　　　　　　　　　下方ストレス撮影像

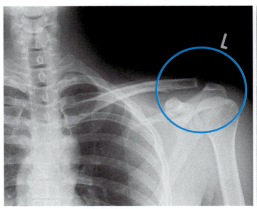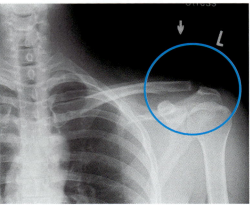

図2　肩鎖関節脱臼の単純 X 線像
テニスプレーヤー：受傷後 6 か月経過するも肩鎖関節部の疼痛が取れず，単純 X 線で肩鎖関節部に変形性変化が認められます．

下方亜脱臼はなく，診断は肩鎖関節脱臼Ⅰ度．

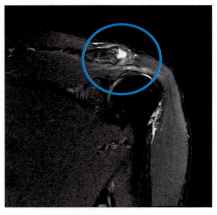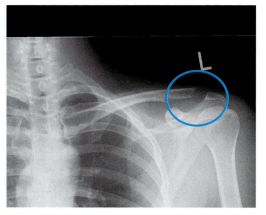

図3　肩鎖関節脱臼の MRI 像
肩鎖関節部（○囲み部分）に high signal を認めます．腱板断裂はありません．

図4　関節鏡視下鎖骨遠位端切除術後の単純 X 線像
ボクサー：肩鎖関節部の疼痛はほぼ消失．

2．Type Ⅲ

Type Ⅲ に対する治療方針に関してはエビデンスレベルの高い研究は多くはなく、以下の3つの事実を参考に決定しています。

表2　肩鎖関節脱臼Ⅲ度に対する治療方針（2004年アメリカスポーツ整形外科学会シンポジウムより）

手術療法と保存療法との比較論文
①RosenornとPederson
11例にBosworth screwを用いた手術を行い、13例の保存療法例と比較した結果、機能的に差は認めなかった。
②Walshら
17例で、筋力に関して30か月の追跡期間で検討した結果、手術療法と保存療法で差を認めなかった。
③Wojtysら
保存療法22例に2年6か月の追跡期間で検討して結果、50％以上で満足のいく結果が得られた。

結論：アメリカフットボールのQBを含め、ほとんどの運動選手では保存療法が勧められる。

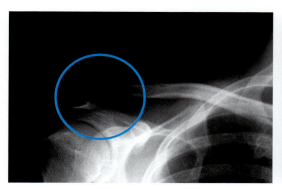

図5　肩鎖関節脱臼Ⅲ度
テニスプレーヤー

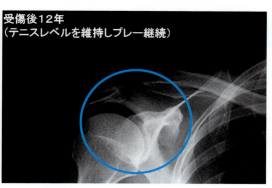

図6　図2症例の12年後の単純X線画像
テニスレベルは維持し、プレーを継続．

　まず、保存療法と手術療法（Phemister法）とを前向き無作為対照比較試験により検討したLarsonらの報告です。機能的予後は両群間に差はなく、手術療法群のほうが合併症による後遺症が多かった、との結果です。前向き無作為対照比較試験である点は評価に値しますが、術式がPhemister法のみである点が問題です。

　2つ目は、アメリカスポーツ整形外科学会（AOSSM）の2004年Annual meetingで開催されたシンポジウムでの推奨です。表2のごとく、「アメリカフットボールのクォーターバック（QB；ボールを投げるポジション）」でも、メジャーリーグのピッチャーの投球でも保存療法を勧めています。

　3つ目は著者の調査によるものですが、肩鎖関節脱臼Rockwood type Ⅲのスポーツ選手59例の後ろ向き調査（平均追跡期間4年2か月）において、日本肩関節学会肩鎖関節脱臼評価表

で保存療法77.6点、手術療法80.7点でした。

　保存療法での問題点として、従来は「挙上位での疼痛」、「易疲労感」が挙げられていました。著者らの調査では、外転・伸展位での「疼痛・不安感（ベンチプレスができない）」が最も多く、保存療法でも試合には復帰しているものの、筋力強化などで受傷前に比してかなりの制限を強いられ、不満を訴える例も存在しました。

　以上より、type Ⅲに関しては「保存療法でもおおむね良好な成績を収め得るが、上肢の機能要求度の高い場合には手術療法を考慮する」ことを標準的治療方針としています（図5・6）。

　もちろん治療方針の決定には、以上の医学的事実以外に患者の社会的事情も考慮に入れなければなりません。例えば、コンタクトスポーツで大事な試合まで4か月程度しかないのであれば、①内固定器抜去までは運動が制限されること、②内固定にスクリューなどを用いた場合

Chapter 2　各種疾患のマネージメント・発生機序・病態・治療法

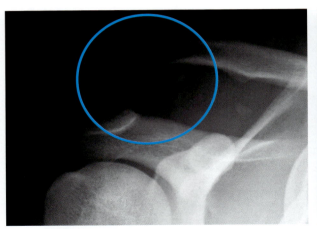

図7　肩鎖関節脱臼Ⅲ度
アメリカンフットボールのクォーターバック選手

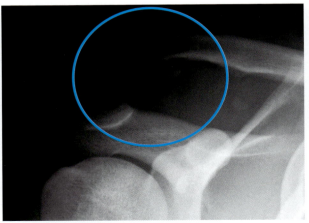

図8　図7症例の5年後の単純X線像

は、内固定器抜去後も鎖骨骨折の可能性があり、コンタクトスポーツは一定期間行えないこと、などの理由から保存療法の適応となります。

3. TypeⅢの自験例

　自験例を供覧します。社会人アメリカンフットボールの1部リーグ所属の選手でポジションはQBでした。QBは攻撃の要で、400g余りある楕円形のボールをときに50ヤード以上投げる必要があるポジションです。チームの攻撃力はQBの能力と調子で決まるといわれているほど大事なポジションであり、通常2〜3人の選手がいますが、大事な試合ではひとりのエースQBが90％以上の時間をプレーします。

　この選手は、ある年の4月に肩鎖関節脱臼Ⅲ度を受傷しました（図7・8）。手術をすると、9月から始まるシーズンには間に合わないため保存療法を選択し、4か月後に復帰しました。チームは、このシーズンの社会人リーグ日本一に輝き、翌年1月に行われた学生日本一との頂上対決（ライスボール）にも勝利しました。

　このように、医学的診断だけでなく、患者の置かれている状況によって治療方針を決定せざるを得ないこともあります。

保存療法について

　ここで述べてきた保存療法は、硬性・軟性装具は用いず、疼痛管理のためだけに三角巾を使用し、可及的早期に可動域訓練と筋力強化を行い、疼痛に応じてスポーツなどに復帰するという内容です。

　一部には、硬性装具や厳重なテーピングで整復位を強引に維持しようとする例が散見されます。しかしこうした保存療法では、肩鎖関節部への圧迫が強いため水胞などを生じやすく、そのため治療を断念せざるを得ない例を数多く見受けます。

　この背景には、肩鎖関節脱臼の病態に対する誤解があります。肩鎖関節脱臼は、鎖骨が上方に転位するのではなく、肩甲帯以遠の上肢が重力で下垂するものです。したがって、装具やテーピングで整復位を維持するためには、鎖骨遠位端を下に押さえつけるのではなく、患側の上肢全体の重量を装具またはテーピングで持ち上げる必要があることになります。皮膚に貼るテーピングや装具のパッドで鎖骨を押し下げ、整復位を一定期間維持することが不可能なのは論を待たないと思います。

⑪ 肩鎖関節脱臼

表3　肩鎖関節脱臼の術式分類

術　　式			内固定	直視下/鏡視下	術式
A：烏口鎖骨靱帯縫合		＋	K-wire	直視下	Phemister 法
			tight rope	鏡視下	
			plate	直視下	clavicle plalte
			screw	直視下	Bosworth 法
B：靱帯再建術	B1：free graft	autograft（長掌腱・膝ハムストリング）	K-wire/plate	直視下	
		allograft（人工靱帯）	K-wire	直視下	Leeds Keio 法
			none	直視下・鏡視下	
	B2：靱帯移行術	烏口肩峰靱帯移行	K-wire＋tight rope	直視下	Cadenat 変法
					逆 Nevaiser 法
		共同腱腱移行	screw	直視下	Dewar 法

▌手術療法について

手術術式に関しては多くの報告があります。それらを以下のポイントから整理してみます。

① 靱帯修復か再建か

② 内固定方法

③ 切開か関節内視鏡下か

④ 鎖骨遠位端の処理方法

1. 術式の分類

①：烏口鎖骨靱帯の縫合（表中 A）と靱帯再建術（表中 B）があります。靱帯再建術には free graft（B1）と靱帯移行術（B2）があり、さらに free graft には autograft と allograft があります。

②：肩鎖関節を一時的に固定するプレート固定と K-wire 固定と烏口突起鎖骨間の一時的固定に大別されます。

③：以前はほとんどの手術が直視下で行われていましたが、ここ数年は靱帯縫合術が関節内視鏡下に可能となってきており、将来的には靱帯再建術も可能になってくると思われます。

④：鎖骨遠位端を切除する場合と切除しない場合があります。

これらの分類を一覧にしたものが表 3 です。これだけの術式が存在すること自体が、"gold standard"といわれる術式がないことの表れです。

2. 各術式の特徴と問題点

次に各術式の特徴と問題点について概説します。

1）靱帯縫合術

烏口鎖骨靱帯は、断裂後速やかに吸収・短縮が起きるといわれています。受傷後 3 日以内に靱帯縫合＋K-wire 固定の Phemister 法を行えば、手術成績は良好と報告されています。つまり靱帯縫合に関しては、受傷後 3 日以内であれば確実な縫合を行うことが可能で、内固定を強固なプレート固定にする必要はなく、K-wire か tight rope で十分と考えます。また、技術的要求度は高いのですが、内視鏡下にアンカーなどを使用して縫合＋tight rope でも良好な成績が得られるものと考えられます。

逆にいえば、受傷後 4 日以上たった症例は、いくら縫合を試みても断端が短縮・脆弱化して強固な縫合はできないことが多くなります。たとえプレートなどの強固な外固定を行っても、外固定抜去後は烏口鎖骨靱帯が機能しなければ、時間経過とともに肩鎖関節は再脱臼してしまいます。

上述の内視鏡下の靱帯縫合＋tight rope も同様で、靱帯縫合が時間的・技術的問題で確実に

81

行えなければ、tight rope の張力で整復が維持されている期間は問題ありませんが、いずれ破断かボタン部での鎖骨融解を起こし、その時点で再脱臼してしまいます。

2) 靱帯再建術

まず free graft には、autograft として前腕の長掌腱・膝ハムストリングなどを用いる術（autograft）式があります。鎖骨に固定する方法としては単に巻きつける、あるいは骨孔を作製して通すなどありますが、いずれも graft による鎖骨融解が起きる可能性が知られており、その結果、鎖骨骨折をきたす危険性があります。肩鎖関節脱臼の手術で鎖骨骨折を起こした場合は、salvage 手術は鎖骨の内固定となりますが、肩鎖関節脱臼に関しては他の術式で再手術せざるを得ず、良好な成績が得られないことは明らかです。

もうひとつの allograft の場合、donor site の問題はなくなりますが、烏口鎖骨靱帯が修復できなければ allograft だけで鎖骨と上肢を支えているだけになりますから、いずれ緩むか破断してしまいます。それ以前に、autograft の場合のように鎖骨接合部が損傷してきて、鎖骨骨折をきたす可能性もあります。

靱帯移行術の代表的なものに烏口肩峰靱帯（逆 Nevaiser 法、Cadenat 変法）と共同腱移行術（Dewar 法）があります。両術式とも骨付きで靱帯を移行するので、鎖骨に骨癒合してしまえば、鎖骨での interface の問題はなくなります。

共同腱移行術は、上肢挙上位で共同腱の張力が生理的に緩むことと、鎖骨上の固定位置の決定が技術的に難しいことが欠点です。烏口肩峰靱帯移行術は、烏口鎖骨靱帯より長いためこのミスマッチをうまく処理する必要がありますが、この点を除けば手技的に比較的容易で臨床成績も安定しています。

3) 内固定

鎖骨遠位端プレートは、靱帯再建術と併用する場合、①鎖骨上の操作の難易度が高いこと、②抜去まで挙上制限が必要なため、拘縮をきたしやすいこと、③抜去後も、スクリューホールでの骨折予防のためコンタクトを数か月避ける必要があること、から推奨されません。

肩鎖関節脱臼そのものが肩に直接外力を受ける可能性が高い種目に起こるものですから、抜去後コンタクトを制限する時間が必要な点はスポーツ復帰には不利に働きます。また、K-wire による固定は簡易なためよく用いられますが、皮膚から尖端を出しておくにせよ、皮内に埋没させておくにせよ、肩周囲の腫脹の軽減とともに突出してきてしまい、感染を起こして抜去せざるを得ない例が多く、これも推奨できません。

以上の点から、靱帯再建術の場合、tight rope の使用が最も推奨されます。再建靱帯が癒合されたことが確認でき、ボタンの抜去か靱帯の切離を行ってしまえば、鎖骨の骨折の可能性はなくなります。

4) 鎖骨遠位端切除

いかなる術式を用いても、現状では肩鎖関節脱臼を完全に修復することはできないと考えます。烏口鎖骨靱帯の解剖学的二重束再建術の報告も散見されますが、肩鎖関節部での前後方向での不安定性まで完全に制御するのは困難です。

さらに、肩鎖関節脱臼では肩鎖関節円板の損傷は必発ですので、たとえ靱帯再建術により極めて良好な整復位を長期に維持できたとしても、肩鎖関節部の疼痛は残存することになります。したがって、全例で鎖骨遠位端切除を行うべきと考えます。

5) 推奨する術式

以上より、筆者は次の術式を推奨します。

① 受傷後 3 日以内に烏口鎖骨靱帯を縫合し、tight rope などで内固定する（技術的に可能であれば内視鏡で行う）。

② 陳旧化した症例では烏口肩峰靱帯の移行術を行い、tight rope などで仮固定する。

③ 鎖骨遠位端切除は全例で行う。

Chapter 2

各種疾患のマネージメント・
発生機序・病態・治療法

肘関節疾患

外側型野球肘（離断性骨軟骨炎）

🔑 **KeyWords**　離断性骨軟骨炎，小頭障害，骨軟骨移植

眞田　高起

★ 本章のポイント

　離断性骨軟骨炎はオーバーヘッドスポーツや肘・膝関節への荷重が繰り返される競技（野球、体操、重量挙げなど）で多くみられますが、主には未成熟の骨軟骨への、肘外反により繰り返される剪断力や圧迫力により発生する微小損傷の蓄積によると考えられます。

　診断に当たっては、投球障害に伴う小頭離断性骨軟骨炎の多くは、通常の単純X線での2方向撮影に加え、45°屈曲位正面像撮影が有効です。また、簡便でかつ非侵襲性な超音波エコー検査も、軟骨の不整の観察や遊離体の検索に有用です。

　初期症例では保存療法により高い治癒率が期待できますし、進行期であっても約半数は修復します。保存療法の基本は、小頭の修復を阻害する外因を除去することです。

　保存療法が有効でない場合には、病巣の位置・大きさに応じて術式が選択されています。

疫　学

　König[1]が「離断性骨軟骨炎」という言葉を用いて関節内遊離体の原因となる病態を発表したのは、1888年のことです。この病態は、現在は「骨軟骨骨折以外の軟骨下骨の後天的な病変によって吸収され、あるいは分節化、遊離する肘病変」と捉えられています。

　発生は11〜17歳が多く、これは骨端線が閉鎖する年齢と重なります。またスポーツ種目としては、オーバーヘッドスポーツや肘・膝関節への荷重が繰り返される競技が多く、野球、体操、重量挙げなどがありますが、やはり多くは野球にみられます。

発生原因

　肘関節の離断性骨軟骨炎の発生原因は不明で、双生児に発生が多いことから遺伝性の要因も考えられています。しかし、主には未成熟の骨軟骨への、肘外反により繰り返される剪断力や圧迫力により発生する微小損傷の蓄積によるといわれています。

　加えて、橈骨小頭関節の解剖には組織学的な特徴があり、上腕骨小頭部は血流に乏しい組織といわれています（図1）[2]。小頭への血行は尺骨動脈から前腕近位部で枝分かれして、そこから骨間膜を後方へ通って小頭後方へ反回する骨間反回動脈の分枝で、上腕骨小頭は虚血に陥りやすい部位です[3]。

　さらには、小頭外側部の軟骨と橈骨頭の軟骨には固さの違いがあり、橈骨頭軟骨がより堅いといわれています[4]。このミスマッチが、繰り返される衝突時の小頭部外側のストレインを上昇させるとも考えられます。

　つまり、もともと橈骨小頭関節軟骨強度にミスマッチがある部位に微小損傷が繰り返し発生し、加えて血流に乏しい組織であるため修復機転が乏しく、その結果、離断性骨軟骨炎が発生するというわけです。

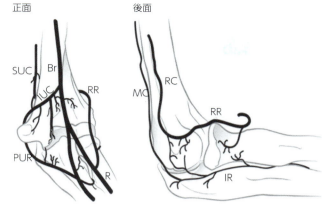

図1　上腕骨小頭の血管新生[2]
Br：上腕動脈　IR：骨間反回動脈　IUC：下尺側側副動脈　MC：中側副動脈　PUR：後尺側反回動脈　R：橈骨動脈　RC：橈側側副動脈　RR：橈側反回動脈　SUC：上尺側側副動脈

投球動作の肘関節運動

Wernerら[5]は、野球の投球動作において加速期直前に肘関節が85°屈曲位になり、ここから急激に肘関節が伸展し、リリース時には屈曲20°となると報告しています。またBarrentine[6]は、前腕回旋運動がコッキング期から回内運動を開始し、ボールリリース時に一度回外し、その後再び回内すると報告しました。さらにFleisig[7]は、屈曲トルクがボールリリース前に61ニュートン・メートル（Nm）となり、内反トルクはコッキング後期の肩関節最大外旋直前で最大64Nmになると報告しています。

これらの報告から考察すると、コッキング後期からリリース時にかけては、回旋と伸展運動を伴う肘トルクの増大が生じ、小頭への負荷が投球動作の度に引き起こされることになります。

画像診断

1. 単純X線検査

投球障害に伴う小頭離断性骨軟骨炎の多くは、骨軸に対して40〜50°傾いた部分の小頭前方外側に発生することが多いため、通常の2方向での撮影に加えて、45°屈曲位正面像撮影が有効です（図2）。

三浪ら[8]は正面像で、岩瀬ら[9]は45°屈曲位正面で撮影するTangenitial像により、初期、進行期、終末期に病期分類しました。それぞれに対応する単純X線像は、透亮像、分離像、遊離像になっています（図3）。

2. MRI検査

特にプロトン強調像と脂肪抑制T2強調像の有用性が高いと考えています。

プロトン強調像は軟骨、軟骨下骨、関節液のコントラストがつきやすく、かつ信号強度が高いため分解能がよいことも特徴です。形態学的な評価に向いていると考えています。

脂肪抑制T2強調像は水成分を高信号に捉え、骨髄浮腫や離弾性骨軟骨炎の骨軟骨片と母床との間隙に介在している水分および繊維成分の評価ができ、治療選択や予後の診断評価ができます。

3. 超音波エコー検査

簡便性や非侵襲であることから、近年、検診や臨床の場で多用されています。

現代の超音波エコー診断の空間分解能は技術の発達によりMRIを凌ぐともいわれています。離断性骨軟骨炎の軟骨や骨表面の不整の観察、遊離体の検索にも有用です（図4）。

超音波による分類には石崎分類[10]があり、この分類の特筆すべき点は、病巣のダイナミックな動きも評価することができる点にあります。橈骨頭を介して、病巣部に剪断、圧迫力を加えて不安定性病変かどうかを判断し、手術治療の

Chapter 2　各種疾患のマネージメント・発生機序・病態・治療法

正面
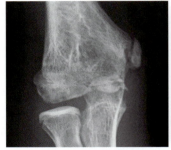

45°屈曲位　正面
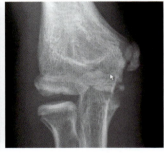

MRI像
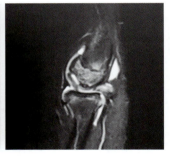

図2　小頭離断性骨軟骨炎症例の単純X線像とMRI像
同一患者でも、正面と45°屈曲位では読影所見が異なります。正面像では透亮期（初期）と診断することもできますが、45°屈曲位では分離（進行期）〜遊離期（終末期）であることがわかります．同一患者のMRI像（右）では、母床から骨軟骨片が剥れていることがわかります．

透亮像・初期
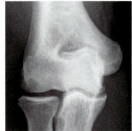

分離像・進行期
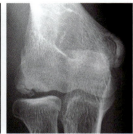

遊離像・終末期
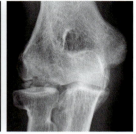

図3　小頭離断性骨軟骨炎の病気分類（三浪分類[8]、岩瀬分類[9]）

適応を判断できます。

4. CT検査

　肘関節内の骨棘などの描出に優れています。手術治療を検討するときにはその大きさや数、欠損部の形状などを把握する必要があり、必須検査といえます。また進行期や終末期になると、遊離体が関節内に流出しますが、単純X線の場合には周囲の骨と重なって診断できない遊離体もあります。その際にもCT検査は有用です。

保存治療

　Matsuuraら[11]は、小頭離断性骨軟骨炎の保存治療成績を報告しています。それによれば、初期の90％に修復を認め、進行期の53％に修復が得られています。

修復までに要した期間は初期15か月（4〜60か月）、進行期12か月（8〜16か月）でした。修復が得られた初期症例の87％が野球に復帰していますが、13％は他のスポーツへ変更しています。また進行症例では、全例が野球に復帰しています。つまり、時間をしっかりかければ初期症例の90％近く、進行期症例の約半数が修復可能であることがわかります。

　修復が良好な症例は、発症初期に小頭外側に透亮像が発症し、保存治療の過程で中央に移動し、その後消失するという修復過程を示します。

　また、小頭外側に発生した透亮像が、中央に移動することなくそのまま修復する場合もあります。初診時に透亮像が外側にあるときは、修復までに1年前後の時間を要すると考えられます。中央に透亮像があるときには、症状を示

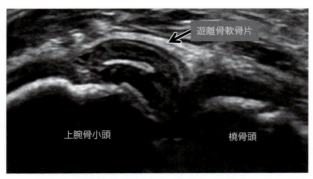

図4　遊離期の離断性骨軟骨炎の検索（肘の超音波エコー像）
肘を屈曲伸展すると、遊離骨軟骨片が母床から遊離して動くのがわかります．

ずにすでに離断性骨軟骨炎が発症していて、ある程度の時間が経過しているかもしれません。この場合には、比較的短期間で修復過程が終了する可能性があります。

一方で、外側に発生した透亮像が中央まで移動するものの、中央部に留まり治癒せず、分節化することもあります。ただし、後に手術治療へ移行することを考慮すると、外側型が中央型に移行することは重要で、手術後の成績にかかわってきます。中央型の手術成績は比較的よいのですが、外側型は手術手技も難しく、手術後成績も中央型には及びません。

保存治療の限界

初期症例には自然修復が期待できますから、保存治療により高い治癒率と競技復帰が望めます。進行期であっても約半数が修復するといわれています。

また、骨端線閉鎖前後で骨化開始時期と治癒率が有意に変化します。Miharaら[12]の報告では、骨端線閉鎖前の骨化平均開始は4.2か月、治癒率94％で、一方、骨端線閉鎖後の骨化平均開始時期は平均8.1か月、治癒率50％でした。つまり、骨端線閉鎖前のほうが骨化は早期に出現し、治癒率も高いということです。骨端線閉鎖前の初期病変は、最もよい保存治療の適応ということになります。

一方、骨端線閉鎖後の進行期の場合は、治癒率が平均50％ということを念頭に入れ、治療する必要があります。ただし、進行期症例で保存治療が無駄ということではないと考えています。後に手術治療が必要になるときに備えて外側病変を中央病変にし、病変を少しでも縮小することで手術治療成績を向上できるのではないかと考えています。

保存治療の基本は、小頭の修復を阻害する外因を除去することです。したがって、投球やバッティングは止めさせ、腕立てやベンチプレスなどの筋力訓練も中止させます。また可動域訓練や胸郭肩甲運動、体幹、股関節可動域訓練などを行い、投球再開時に肘関節への負荷を減らすよう指導していきます。

特に肩関節外旋可動域低下にならないように指導することは大事です。肘関節内反トルクは、肩関節内旋トルクと正の相関があるといわれています。つまり、肩関節外旋可動域の低下は肘への負担を増すということです。

テイクバックで肩外旋が弱いと、コッキング時の上肢挙上が不足し、その結果、肘下がりとなります。これを防ぐためには、コッキング後期で十分な肩関節外回旋をとることが必要です。さらにいえば、股関節の十分な可動域と柔軟性を獲得し、同時に肩甲骨の動きをよくして、後傾低下にならないようにし、下肢から体

Chapter 2　各種疾患のマネージメント・発生機序・病態・治療法

表1　タイプ別の手術選択（文献 14 より引用改変）

	上腕骨小頭骨端線	X 線グレード	可動域制限	位　　置	処　　置
タイプ I	未閉鎖	I	正　常	該当なし	安　静
タイプ II	閉　鎖	II / III	＞20°	小頭内側から中央までの病巣	病巣掻爬
タイプ IIIa	閉　鎖	II / III	＞20°	小頭中央から外側まで及ぶ病巣	修復・再建
タイプ IIIb	閉　鎖	II / III	＞20°	小頭中央から外側まで及ぶ病巣、外側型を含む	再　建

幹への位置および運動エネルギーを順次上肢遠位へ有効かつ効率的に伝達することが大事です。このように、肘の治療には全身の関節に注目した訓練が必要になります。

手術治療

　手術治療は、①保存治療が奏効しない、②遊離体による症状が出現しているとき、③進行期後期～終末期の離断例骨軟骨炎、に対して適応となります。

　病巣の大きさ、場所によって手術方法を使い分けます。Takahara の分類[13]を元にして、骨端線の閉鎖の有無、肘可動域制限の程度、病変の部位や大きさに応じて術式を考慮する方法をKolmodin ら[14]が提唱しています（表1）。

術式について

1.　関節鏡下遊離体摘出、切除的軟骨形成

　この手技は、関節内の遊離体を摘出、あるいは安定な軟骨縁が露出するまで不安定な骨軟骨層を切除するものです。Takahara ら[13]は、小頭の横径50％以上の切除は治療成績不良であったことから、病巣部の接合や再建を薦めています。

　このように大きな病巣以外では、小頭外側病変や橈骨頭亜脱臼症例、さらに骨端線未閉鎖例に関しては、病巣掻爬の適応があるか注意が必要です。直径10 mm 以下の病巣はよい適応ですが、10 mm 以上については再建がよいのではないかと考えています。Tis ら[15]も、骨端線未閉鎖の症例に対しては病巣掻爬して遊離体摘出

し、骨髄刺激法を加えた症例のうち33％に疼痛が残り、多くが元のレベルの活動性を獲得できなかったと報告しています。

2.　骨軟骨固定

　ヘッドレス中空スクリューで固定を行う方法、K-wire でピンニングするなど、いくつかの方法が報告されています。また、吸収ピンや骨釘を使用して固定する方法も報告されています。Baker ら[16]は、骨軟骨片固定による骨癒合率は82～100％で、受傷前のスポーツ復帰率も68～100％と報告しています。

　Uchida ら[17]は関節鏡下に吸収ピンで固定し、18 例中17 例が良好な成績であったと述べています。94％がスポーツ復帰を果たし、うち15 例が同じレベルでスポーツ復帰したと報告し、成績不良の1 例は再手術により元のスポーツへ復帰しています。

　われわれの施設でも、吸収ピンによる骨軟骨片固定を積極的に行っています。さらに遊離期でも、中央型の病変で遊離体が骨成分を含んでいれば、切開して取り出した遊離体を一度形成し、掻爬した病巣部にはめ込んで元の位置に戻して、吸収ピンで固定しています。症例も少なく、結果を述べるまでには至りませんが、術後成績は概ね良好です。

3.　骨軟骨移植

　骨軟骨移植は、比較的大きな軟骨欠損病変や不安定病変に手術適応があります。小頭部の50％以上の欠損や、直径1 cm 以上の欠損が目安といわれています。また、外側型の離断性骨軟骨炎にも外側壁再建のための手術適応があり

術中　　　　　　　　　骨軟骨移植後

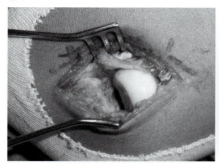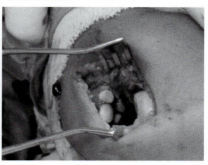

図5　骨軟骨移植例
外側型広範囲離断性骨軟骨炎に対して、膝関節からの骨軟骨柱を移植して、軟骨面の形成を行いました．

術前　　　　　　　　　術後

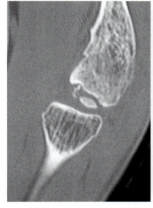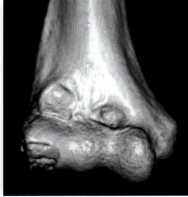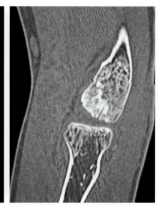

図6　骨片固定と骨軟骨移植を併用した症例
4つに分かれていた遊離骨軟骨を、吸収性ピン固定と膝からの骨軟骨柱移植を行って、移植骨軟骨および固定骨軟骨片の癒合が得られました．

ます．

　当科では、膝関節軟骨から骨軟骨採取を行って肘へ移植しています．採取部は膝蓋大腿関節の非荷重部で、多くの場合は大腿骨滑車部上外側縁から骨軟骨柱を採取し、小頭部に移植します．膝軟骨のほうが肘よりも厚いのですが、大腿骨外側顆前外側のやや遠部で採取すると、おおよそ肘小頭前方部分の軟骨厚に近づきます[18]．図5・6に当科で実施した骨軟骨移植の2症例を提示します．

　Maruyamaら[19]は、33例のうち31例が術後平均6.9か月で元のスポーツへ復帰したと報告しています．安定した良好な成績が得られる手技です．また、膝の愁訴は採取骨の直結が10 mm以下であれば問題ないといわれています．実際、われわれの施設でもこれまで膝関節愁訴が残った方はいません．

　とはいえ、健常部位から採取することには抵抗があり、直径10 mm以上の骨軟骨プラグ採取は避けています．また、前述のように巣外遊離体であってもこれを利用し、吸収ピンで固定したうえに欠損部に骨軟骨柱を移植するように

Chapter 2 各種疾患のマネージメント・発生機序・病態・治療法

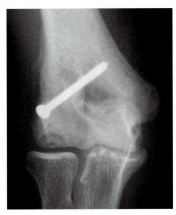

図7 骨きり術の一例

して膝関節からの骨軟骨移植を少しでも軽減するよう心がけています。

4. 肋軟骨移植

当科では実施していませんが、第5・第6肋骨骨軟骨移行部から骨軟骨を採取し、形成して病巣部にはめ込む方法です。

肋軟骨は膝関節軟骨と同様に硝子軟骨であることがわかっています。骨軟骨柱よりも大きく採取できることや、硝子軟骨に厚みがあるため小頭の球状に形成しやすいという利点があります。ただし、肋骨軟骨採取の手技習得の問題、多くは内固定を追加しなくてはならないこと、組織学的には硝子軟骨であっても、例えば関節軟骨表面のSuperficial layerは温存できず、構造的類似性は関節軟骨には及ばないことが考えられます。また、骨軟骨移行部強度が膝関節軟骨よりも脆弱といわれていますので、扱いにも注意が必要です。

5. 骨きり術

もともと変形性肘関節症に対して行っていた骨きり術（図7）を、小頭離断性骨軟骨炎にも適用したものです[20]。キーンベック病などの病変に対して、橈骨を骨きりして減圧することで、病巣部の血流を改善し治療するということと同じ原理です。

上腕骨外側上顆を楔状骨きりして行う closed wedge osteotomy です。約10°骨きりを行います。この術式の最大の利点は、すべての病期に適応があることです。術後平均4か月とスポーツ復帰も早く、一般の保存治療での復帰経過を遥かに凌ぎます。この術式は、本来、保存治療では長時間を要する修復を加速させることができると考えられます[18]。ただし、若年者への骨切り術については、変形に伴う外反動揺性の増大の有無の心配もあり、長期の経過を観察していく必要性があるでしょう。

文 献

1) König F. The classic：on loose bodies in the joint—1887. *Clin Orthop Relat Res*. 2013, 471(4)：1107-1015.
2) Haraldsson S. On osteochondrosis deformas juvenilis capituli humeri including investigation of intra-osseus vasculature in distal humerus. *Acta Orthop Scand*. 1959, 30(Suppl38)：5-232.
3) Kijowski R, De Smet AA. MRI findings of osteochondritis dissecans of the capitellum with surgical correlation. *AJR Am J Roentgenol*. 2005, 185：1453-1459.
4) van Bergen CJ, van den Ende KI, Ten Brinke B, *et al*. Osteochondritis dissecans of the capitellum in adolescents. *World J Orthop*. 2016, 7(2)：102-108.
5) Werner SL, Fleisig GS, Dillman CJ, *et al*. Biomechanics of the elbow during baseball pitching. *J Orthop Sports Phys Ther*. 1993, 17(6)：274-278.
6) Barrentine SW. Kinematics analysis of the wrist and forearm during baseball pitching. *J Appl Biomech*. 1998, 14：24-39.
7) Fleisig GS, Barrentine SW, Zheng N, *et al*. Kinematic and Kinetic comparison of baseball pitching among various levels of development. *J Biomech*. 1999, 32(12)：1371-1375.
8) 三浪三千男, 他. 肘関節に発症した離断性骨軟骨炎25例の検討. *臨整外*, 1979, 14(8)：805-810.
9) 岩瀬毅信. 上腕骨小頭離断性骨軟骨障害. 整形外科MOOK 54. 柏木大治編. 金原出版, 1988, p26-44.
10) 柏口新二, 三嶋真爾, 岡田知佐子, 他. 整形外科領域の超音波検査 肘離断性骨軟骨炎の診断・治療経過観察. *超音波検技*. 2009, 34(4)：469-480.
11) Matsuura T, Kashiwaguchi S, Iwase T, *et al*. Conservative treatment for osteochondrosis of the humeral capitellum. *Am J Sports Med*. 2008, 36(5)：868-872.
12) Mihara K, Tsutsui H, Nishinaka N, *et al*. Nonopera-

tive treatment for osteochondritis dissecans of the capitellum. *Am J Sports Med*. 2009, 37(2)：298-304.

13) Takahara M, Mura N, Sasaki J, *et al*. Classification, treatment, and outcome of osteochondritis dissecans of the humeral capitellum. *J Bone Joint Surg Am*. 2007, 89(6)：1205-1214.

14) Kolmodin J, Saluan P. Osteochondritis dissecans of the humeral capitellum：the significance of lesion location. *Orthop J Sports Med*. 2014, 2(4)：1-6.

15) Tis JE, Edmonds EW, Bastrom T, *et al*. Short-term results of arthroscoic treatment of osteochondritis dissecans in sketally immature patients. *J Pediatr Orthop*. 2012, 32(3)：226-231.

16) Baker CL 3rd, Romeo AA, Baker CL Jr. Osteochondritis dissecans of the capitellum. *Am J Sports Med*. 2010, 38(9)：1917-1928.

17) Uchida S, Utsunomiya H, Taketa T, *et al*. Arthroscopic fragment fixation using hydroxyapatite/poly-L-lactate acid thread pins for treating elbow osteochondritis dissecans. *Am J Sports Med*. 2015, 43(5)：1057-1065.

18) Schub DL, Frisch NC, Bachmann KR, *et al*. Mapping of cartilage depth in the knee and elbow for use in osteochondral autograft procedures. *Am J Sports Med*. 2013, 41(4)：903-907.

19) Maruyama M, Takahara M, Harada M, *et al*. Outcomes of an open autologous osteochondral plug graft for capitellar osteochondritis dissecans：time to return to sports. *Am J Sports Med*. 2014, 42(9)：2122-2127.

20) 吉津孝衛. 野球肘に伴う上腕骨小頭離断性骨軟骨炎への新治療法—外顆楔状骨切り術について. *整形外科*. 1986, 37(8)：1232-1242.

Chapter 2 各種疾患のマネージメント・発生機序・病態・治療法

肘関節疾患

内側型野球肘

KeyWords 野球肘，肘内側側副靱帯損傷

眞田　高起

> ★ **本章のポイント**
>
> いわゆる内側型"野球肘"は、野球に限らず、投球動作を伴う多くの競技で発生します。投球動作において、外反ストレスに対抗する主要な構成体は肘関節側尺側副靱帯です。内側型野球肘の症状として、尺側側副靱帯に沿った圧痛がありますが、圧痛のみで診断することはできません。
>
> 成長期の肘内側部障害は、骨年齢に伴って特徴的な肘関節内側の損傷形態を示します。内側側副靱帯損傷の手術方法は、修復術と再建術に分かれます。修復術は損傷部位の縫合や固定で治療し、復帰も再建術より早く半年間での復帰が可能です。しかし、靱帯が変性を伴っていると手術適応ではなくなります。一方、再建術はより強靱な固定が可能と考えられますが、復帰には1年を要します。

肘尺側側副靱帯の構造と機能

内側型野球肘は、野球に限らず、投球動作を伴う多くの競技に関連する損傷で、野球投手を含めたすべての野手、テニス、アメリカンフットボールのクォーターバック、槍投げ競技などで発生します。また投球以外にも、肘に強い外反力のかかる体操スポーツにも生じます。

肘関節内側側副靱帯は、投球動作において外反ストレスから肘を守る主要な構成体です。繰り返される外反ストレスにより次第に靱帯不全を生じ、あるいは1回の過大な外反力で尺側副靱帯損傷や肘内側の骨軟骨損傷を起こし、機能障害に陥ります。

肘関節内側側副靱帯は、前斜走線維束（AOL）、後斜走線維束（POL）、横走線維束（TL）の3本の靱帯成分で構成されています（図1）。このうち、主要な機能を果たしているのはAOLです。AOLは、上腕骨内側上顆の前下方から始まって、尺骨内側にある、鉤状結節に付着しています。上腕骨側は扇状に幅広く付着し、組織学的には2層に分かれています[1]。

野球の投球動作においては、Cock-up後期から初期加速期にかけて肘屈曲時に過大な外反ストレスが生じますが、尺側側副靱帯のなかでもAOLに負担がかかっていることがわかっています。破断強度は260 N[2]で、肘屈曲20°から120°までの外反ストレスに対して強力に作用していて、肘屈曲90°では外反力に対して55％を占めています[3]。

その他の動的な肘関節内側安定に関与する機能として、内側上顆周囲に付着する屈筋群や回内筋、尺側手根屈筋などが寄与しています。実際、尺側側副靱帯損傷において屈筋回内筋群の機能障害を併発しているというデーターがありますし、尺側側副靱帯損傷の治療において屈筋回内筋群損傷がある場合には積極的な外科修復が必要になるともいわれています。

所見

尺側側副靱帯に沿った圧痛があります。ただし、尺側側副靱帯での感度は81〜94％といわれ

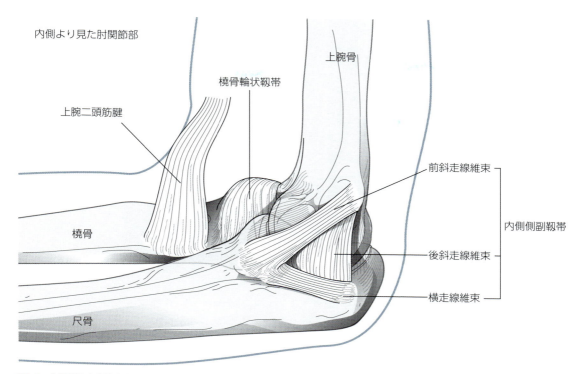

図 1　肘関節内側側副靱帯

ていますが、特異度は 22%[4] と低く、圧痛のみで診断することはできません。多くの症例で、内側上顆部から約 2 cm 遠位部分に圧痛が認められ、屈曲回内筋群損傷があるときには、内側上顆周囲の筋起始部の圧痛や屈曲回内筋力抵抗時痛、筋力低下があります。

そのほかに特徴的な検査として、Milking テストと Moving valgus stress テストがあります（図 2）。Milking テストは、被検者の肘関節を約 70°に屈曲で固定し、肩関節屈曲、外旋し、かつ前腕回外しておきます。検者は、被検者の肘内側を触れながら親指を握って引っぱり、肘外反ストレスを与えます。痛みが誘発されれば陽性です。Moving valgus stress テストは、同じく検者が被検者の親指を握って外反ストレスを加えながら屈曲伸展させます。屈曲 70°から 120°の間で疼痛が誘発されれば陽性と判断します。

外反ストレステストは、肘屈曲 30°で外反ス

トレスを加えます。これは、伸展位では肘頭が肘頭窩に嵌り込んでいるため、尺側側副靱帯損傷の正しい評価ができないためです。健側に比べて 2 mm 以上の開大があるときに、靱帯損傷と判断しています。

肘以外の所見として、肩関節回旋可動域に問題を有することがあります。GIRD（Glenohumeral internal rotation deficit）は投球肩によくみられる現象ですが、健側よりも肩内旋 25°以上低下しているときは肘損傷併発の可能性を念頭に置くことが大事です。

成長期における内側型野球肘

いわゆるリトルリーガーエルボウと呼ばれる病態があります。

成長期は、上腕骨内側の骨化形成期に当たり、肘内側構成体の脆弱部が骨年齢により変化します（図 3）[5]。野球投球動作による肘関節の外反ストレスが、どの部分にかかるかによって

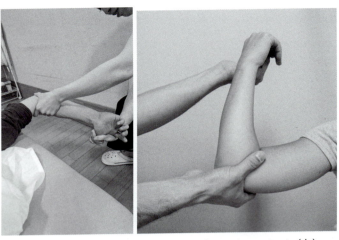

図2　Milking test（左）とMoving valgus stress test（右）

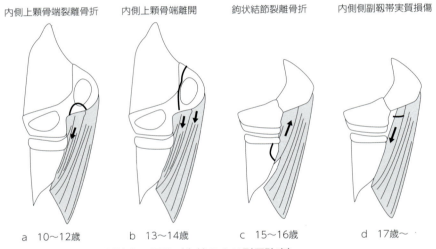

a　10〜12歳　　b　13〜14歳　　c　15〜16歳　　d　17歳〜

図3　年齢による内側障害の遷移（文献5より引用改変）

特徴的な損傷形態を示します。

　10〜12歳では内側上顆下端の軟骨成分が牽引損傷し、尺側側副靱帯上腕骨部が裂離損傷します。13〜14歳では内側上顆骨端が離開します。特にこのタイプは慢性的に牽引離開することになりますが、1球の投球で損傷する急性損傷、いわゆる骨端線損傷の場合には手術適応になることが多いです。15〜16歳では上腕骨滑車部から内側上顆部の骨端線は閉鎖し、尺骨側の鉤状結節裂離を起こします。17歳以上では、骨性の脆弱性が消失し、内側側副靱帯の実質部損傷が発生します。

　つまり、内側障害の損傷形態によって、おおよその発生時期がわかります。例えば、内側痛で来院した高校生の単純X線像に内側上顆下端の分離や小骨（ossicle）がみられれば、10〜12歳ごろに発症した損傷であろうと推測できます。

表1 競技種目別の角速度（文献12より引用改変）

	野球	ソフトボール	サッカー	槍投げ	テニス
角速度*	2400°/秒	570°/秒	1760°/秒	1900°/秒	982°/秒

*：物体がある直線の周りを回転する速さの程度を示し、単位時間に進む角度によって表した物理量をいう.

治　療

1. 成長期の肘関節内側障害

骨癒合を目指す治療を行います。内側上顆下端骨裂離の場合、ossicle が残存すると復帰率が下がるという報告があります。2週間から4週間は外固定し、その後可動域訓練や患部以外のトレーニングを勧めます。治療開始後3か月程度で疼痛がなくなれば、復帰とします。

投球障害は肘に加わるメカニカルストレスの蓄積によって起こる疲労障害ですから、治療で大事なことは、痛みがとれた後にいかにメカニカルストレスを減らし続けることができるかということになります。日本臨床スポーツ医学会のガイドラインでは、小学生の練習は週3日以内、1日2時間を超えない、全力投球は1日50球、週200球を超えないこととしています。

2. 内側側副靱帯実質損傷

1）保存治療

約3か月の保存治療を行います。

投球禁止とし、局所冷却や非ステロイド抗炎症薬（NSAIDs）の投与を行います。疼痛を有するときには外固定を併用します。野手には保存治療が第一選択です。肘過伸展や自動伸展訓練は肘外反ストレスを増大させるため、受傷初期には控えるようにします。

投球障害の保存治療では、42％の選手が平均25週で元のレベルに復帰したとの報告[6]があります。近年は自己多血小板血漿（PRP）での治療の報告[7]もあります。この報告によれば、67％が復帰しています。後に述べる再建よりも復帰率は低いですが、復帰期間までに要する時間は短くて済むというメリットがあります。ただし、日本の一般医療機関で扱う治療法ではな

く、限定された施設のみで行われています。

2）修復術

若いアスリートで、かつ尺側側副靱帯の変性を伴っていない損傷に対しては、修復術の適応があると考えられています。平均年齢17歳を5年間追跡調査した報告[8]によれば、術後6か月以内に93％の選手が復帰しています。

修復方法は、損傷部位に応じて内側上顆側もしくは尺骨鉤状結節でプルアウト法やアンカー固定法を選択します。

3）再建法

"Tommy John"手術として有名な手術です。1974年に初めてメジャーリーガーの Tommy John 投手に Frank Jobe 博士が施行した方法で、1986年に発表されました。固定やアプローチ方法は変遷していますが、自家腱を用いて内側側副靱帯のうち AOL を再建するというコンセプトそのものは現在も変わりありません。

Jobe 法は自家腱を「8」の字に固定し、一度、屈筋―回内筋群を剥がしてから再び元に戻します。尺骨神経も筋層下前方への移所を行います。このオリジナルの報告では、63％の復帰率と32％の合併症率でしたが、その後の報告[9]では復帰率68％、合併症率21％とやや改善がみられます。

しかし十分な成績とはいえず、その後、改良が加えられ、屈筋―回内筋群を剥がさない Split 法で復帰率100％、合併症発生率5％と成績は向上しました[10]。また、靱帯固定法も「8」の字に固定する方法に代わって、上腕骨側に共通骨孔を通す Docking 法が開発され、92％の復帰率と8％の合併症発生率を報告[11]しました。その他のレビューにおいても、靱帯固定法として「8」の字固定から Docking 法にしたことで合併症は

減り、またアプローチ法としては、屈筋―回内筋を剥がす方法から Split 法にすることで術後復帰の成績が向上したと報告されています。

競技種目と手術方法

主たる手術方法は、修復術と再建術に分かれます。

修復術は損傷部位の縫合や固定で治療し、復帰も再建術より早く半年間での復帰が大まかな流れとなっています。しかし、靱帯が変性を伴っていると手術適応ではなくなります。一方、再建術はより強靱な固定が可能と考えられますが、復帰には1年を要するといわれています。

多くの報告から総括すると、競技種目と選択術式には特定の傾向がありそうです（表1）[12]。それは、競技種目によって肘にかかる負担が異なるからです。例えば、投球種目によって肘の角速度は異なります。それに加えて投球頻度、投球物の質量などから、肘内側構造体への負担は変わると予想されます。

投てき競技でいえば、槍の重さは野球のボールより重く、1回投てき時の肘への負担は強く生じます。そのため、再建後は野球よりも投てき練習開始を遅らせる必要があります。

また、アメリカンフットボールのクォーターバックは、野球の投球動作に近い肘の使い方をします。しかしその投球頻度は野球に比べて少なく、投球速度も遅く、投げ方も野球よりは肘外反ストレスが少ないと考えられています。アメリカンフットボールの肘障害の多くは慢性障害というより急性損傷であり、保存治療での復帰が多いという報告[13]もあります。

ソフトボールにおいては、特殊な投球法によるためか、あるいは女性が多いためなのかははっきりしませんが、修復術を選択することが多いようです。ただし、これは十分な比較研究に裏打ちされているデーターではありません。そのほか体操、テニス、バレーボールなどでも

肘内側側副靱帯損傷は起こりますが、再建術を行う必要性は少ないといわれています。やはり、再建術を行うのは野球の投手が中心ということになります[12]。

文　献

1) Alcid JG, Ahmad CS, Lee TQ. Elbow anatomy and structural biomechanics. *Clin. Sports Med.* 2004, 23 (4)：503-517.

2) Regan WD, Korinek SL, Morrey BF, *et al*. Biomechanical study of ligaments around the elbow joint. *Clin Orthop Relat Res*. 1991, 271：170-179.

3) Morrey BF, An KN. Articular and ligamentous contributions to the stability of the elbow joint. *Am J Sports Med*. 1983, 11(5)：315-319.

4) Han KJ, Kim YK, Lim SK, *et al*. The effect of physical characteristics and field position on the shoulder and elbow injuries of 490 baseball players：confirmation of diagnosis by magnetic resonance imaging. *Clin J Sport Med*. 2009, 19(4)：271-276.

5) 岩堀裕介．肘関節内側痛の診断．臨スポーツ医．2012, 29(3)：245-254.

6) Rettig AC, Sherrill C, Snead DS, *et al*. Nonoperative treatment of ulnar collateral ligament injuries in throwing athletes. *Am J Sports Med*. 2001, 29(1)：15-17.

7) Dines JS, Williams PN, ElAttrache N, *et al*. Platelet-rich plasma can be used to successfully treat elbow ulnar collateral ligament insufficiency in high-level throwers. *Amer J Orthp*. 2016, 45(5)：296-300.

8) Savoie FH 3rd, Trenhaile SW, Roberts J, *et al*. Primary repair of ulnar collateral ligament injuries of the elbow in young athletes：a case series of injuries to the proximal and distal ends of the ligament. *Am J Sports Med*. 2008, 36(6)：1066-1072.

9) Conway JE, Jobe FW, Glousman RE, *et al*. Medial instability of the elbow in throwing athletes. Treatment by repair or reconstruction of the ulnar collateral ligament. *J Bone Joint Surg Am*. 1992, 74(4)：67-83.

10) Thompson WH, Jobe FW, Yocum LA, *et al*. Ulnar collateral ligament reconstruction in athletes：muscle-splitting approach without transposition of the ulnar nerve. *J Shoulder Elbow Surg*. 2001, 10 (2)：152-157.

11) Rohrbough JT, Altchek DW, Hyman J, *et al*. Medial collateral ligament reconstruction of the elbow using the docking technique. *Am J Sports Med*. 2002, 30(4)：541-548.

12) Redler LH, Degen RM, McDonald LS, *et al*. Elbow ulnar collateral ligament injury in athletes : Can we improve our outcome? *World J Orthop*. 2016, 7 (4) : 229-243.

13) Dodson CC, Slenker N, Cohen SB, *et al*. Ulnar collateral ligament injuries of the elbow in professional football quarterbacks. *J Shoulder Elbow Surg*. 2010, 19(8) : 1276-1280.

Chapter 2

各種疾患のマネージメント・発生機序・病態・治療法

膝関節疾患

前十字靱帯損傷

🔑 **KeyWords** スポーツ外傷、関節血症、膝不安定性

深井　厚

★本章のポイント

　膝関節安定性に重要な前十字靱帯は、サッカーやバスケットボールなど、方向転換の多いスポーツ活動中に多く損傷をします。膝をひねり、関節血症を生じた場合にはまず前十字靱帯損傷を疑います。また外側に痛みがある場合は、半月板損傷と疼痛部位が似ているため注意が必要です。

　診断に当たっては、受傷機転と症状の詳細な聴取が大事です。理学所見として、急性期にはLachman test、急性期以降ではさらに N-test が有用です。また、単純 X 線と MRI による他の合併損傷を含めた精査が必要です。

　ほとんどの場合は自然治癒しないため、前十字靱帯による膝制動性が回復しない場合は、二次性損傷による変形性関節症を予防する目的も含め、手術療法をお勧めします。

前十字靱帯損傷とは

1. 前十字靱帯損傷とスポーツ

　膝関節内にある前十字靱帯は、歩くことをはじめ、走行や方向転換をする際に機能する重要な靱帯です。大腿骨外側顆の内側面から脛骨顆間の前内側の間に走行し、大腿骨に対し、脛骨が過度に前方や内旋しないようにする制動性があります。この 2 つの機能を保持するために、主に前方への制動性を持つ前内側線維束と主に回旋への制動性を持つ後外側線維束の 2 つの線維束に分けられます（図 1）。

　前十字靱帯損傷は主にスポーツ活動中に起きますが、交通事故や日常生活など、スポーツ以外の場面でも受傷することがあり、方向転換やジャンプの着地などの際のひねり動作、膝への衝突などでも起こります。ほとんどの場合は自然治癒しないため、膝の不安定性によって運動や生活動作に制限が出てしまいます。また、膝崩れを起こすと疼痛増強や腫脹をきたすようになります。不安定感や膝崩れが継続すると、二

次性の半月板損傷や軟骨損傷をきたし、変形性膝関節症へと移行してしまいます。

　受傷からの期間が長いほど半月板や軟骨の損傷は多くなり[1]、半月板損傷合併例では二次性の関節症性変化の頻度がさらに多くなります[2]。また、受傷から手術までの期間が長いほど、半月板損傷や軟骨損傷のリスクが高まるという報告もあります[3]。

　前十字靱帯損傷は、以前よりスポーツ復帰が絶望的な損傷といわれていましたが、いまでは手術療法の進歩により多くの方がスポーツに復帰できるようになってきています。ただ、復帰には長期間を要するため、致命的な損傷であることに変わりはありません。

2. 前十字靱帯損傷と再建術

　前十字靱帯損傷はほとんど自然治癒しないため、多くの場合は手術的加療となります。当科の約 20 年間の手術症例 16,986 例のうち、前十字靱帯再建術は 6,712 例（39.5％）を占め、再断裂症例を除いた初回再建術は 5,819 例（86.7％）です。

98

⑩ 前十字靱帯損傷

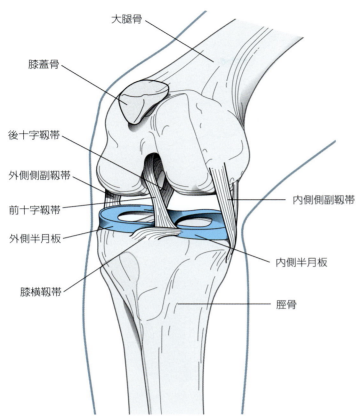
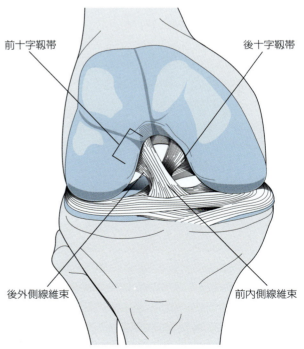

図1 膝関節の前十字靱帯

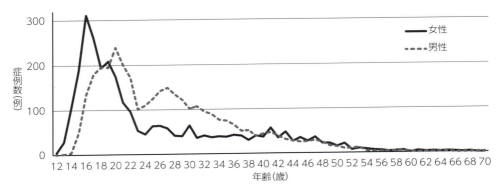

図2　手術時年齢

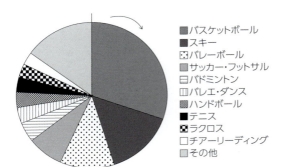

図3　女性における手術症例のスポーツ種目

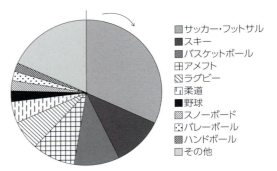

図4　男性における手術症例のスポーツ種目

　初回再建術例を性別にみると男性は3,206例（55.1）で、女性（2,613例：44.9％）よりもやや多いものの、ほぼ変わりません。なお、一般的な受傷例では女性のほうが2～9倍多いといわれています[4]。

　また手術時年齢（図2）をみると、成長期の骨端線閉鎖が早く訪れる女性では12歳からの手術例がみられるのに対して、男性では12歳の症例はなく13・14歳を合わせて5例のみで、ほとんどは15歳以降での手術となっています。また女性では16歳をピークに中高生が多く、大学生、社会人へと年齢を経るにつれ徐々に減少しています。一方、男性は22～24歳で一度減りますが、その後再び増加し、年齢とともに徐々に減少する傾向です。

　前十字靱帯損傷患者の年齢層は中学生から高齢者まで幅広いのですが、このような性差が生じているのは骨端線が閉鎖する時期の違いのほか、学校・仕事などの社会的背景、スポーツ活動性の変化などが影響していると考えられます。なお、欧米では20代後半に損傷が多いとされており、これにはスポーツ文化の違いも影響ありそうです[5]。

　スポーツ種目（図3・4）をみると、女性ではバスケットボール、スキー、バレーボール、サッカー・フットサル、バドミントンの順に多く、男性ではサッカー・フットサル、スキー、バスケットボール、アメリカンフットボール、ラグビーの順となっています。スポーツ種目には性差がみられますが、いずれも比較的人口の多いスポーツ種目です。したがって、サッカー・フットサル、バスケットボール、スキーでは受傷しないよう注意が必要です。

病態生理

1. 受傷機転

　前十字靱帯損傷の約80％がノンコンタクト損傷といわれています。ジャンプの着地、急激なターンやストップ動作時に膝を捻ることで受傷します。特に膝が内側に入る（knee-in）膝外反での受傷が多くなっています。

　ノンコンタクト損傷の受傷機転は、一般的には膝外反、脛骨外旋のknee-in、toe-outといわれていました。しかし、model-based image-matching法によるビデオ解析により、膝外反による損傷の場合、膝外反に伴い大腿骨外顆の後方偏位と脛骨前方移動および内旋が生じ、前十字靱帯が断裂した後、大腿骨内顆も後方偏位をきたし、脛骨外旋が生じることがわかっています[6]。

2. 受傷肢位

　関節の肢位や重心の位置などにより、上述の外反損傷のほかに、内反損傷、過伸展損傷、正中屈曲損傷に分けることができます。

　以前、コンタクトとノンコンタクトを合わせて受傷肢位を当院で調べたところ、外反損傷が53.0％と最も多く、次いで内反損傷8.1％、過伸展損傷4.9％、正中屈曲損傷1.6％の順（残りは肢位不明）でした。

　内反損傷は、ジャンプの着地や外側への方向転換、内側からのコンタクトなどにより受傷することが多く、コンタクト損傷の場合には外側側副靱帯損傷を合併することもあります。過伸展損傷は、膝伸展位で正面からタックルを受けた際やジャンプの着地時に起こります。正中屈曲損傷は、後ろへ体を預けてプレーする場合やスキーなど、後傾姿勢で大腿四頭筋の収縮による脛骨前方引き出しにより起こることがあります。

　危険因子としては、女性であることのほかに大腿骨顆間が幅狭いこと[7,8]や全身弛緩性[8]、脛骨後方傾斜角[9]などが挙げられます。

症　状

1. 関節血症

　膝外傷に伴う関節血症の約9割が前十字靱帯損傷といわれ、多くの場合は膝関節血症を伴い、可動域制限と歩行障害を生じます。一部には血症が少ない場合もあるため、血症がないからといって靱帯損傷がないと判断しないほうがよいと考えます。また、腫脹が軽減してくると疼痛は減少し、通常の生活動作ではほぼ問題がなくなる場合が多いのですが、そのため単なる膝関節捻挫として片づけられることもあります。

2. 膝疼痛

　疼痛は受傷時にはほぼ必発ですが、疼痛が比較的早く消失しスポーツ活動が可能となることもよく経験します。しかし一方で、受傷時の疼痛が実は合併する他の靱帯損傷や半月板損傷に伴うものである場合もあります。例えば、前十字靱帯損傷後、線維束が顆間の周囲組織と癒着すると、最大伸展位や最大屈曲位近くで膝の奥が痛いという症状が残ります。また、脛骨亜脱臼による膝外側の痛みは、外側関節裂隙に一致した症状を呈するため、外側半月板損傷と判断されることもあります。

　陳旧化した場合は、膝崩れによる不安定感が多くなりますが、二次性の半月板損傷や軟骨損傷により、"引っかかり感"やロッキング（関節可動域制限）をきたすこともあります。

診　断

1. 問　診

　まずは問診で、受傷機転があったかどうか、そしてその状況を聴取することが大事です。時間が経ってからの受診の場合には、外傷から受診時までに膝の不安定感があったかどうかが重要となります。またその際、どのようなときに不安定感を感じるかなどの情報も必要です。

　膝崩れは前十字靱帯損傷の90％にみられるといわれていますが[10]、膝外反による受傷機転

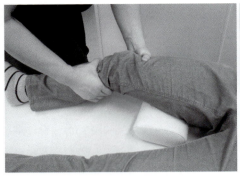 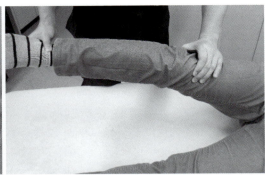

図5　Lachman test（左）とN-test（右）

と膝崩れの不安定感を繰り返すものには膝蓋骨脱臼もあり、注意が必要です。初期に前十字靱帯損傷と診断されていても、実は膝蓋骨脱臼だったという場合は少なからずあります。また数は少ないのですが、両方を合併する方もいます。その際は内側側副靱帯を受傷している可能性があります。また、膝崩れをきたすものとしては、膝蓋大腿関節症や四頭筋筋力低下などの病態が含まれることもあり、これらを念頭に置いた診察が必要になります。

2. 理学所見

続いて、理学所見をしっかりとれるかが診断するうえで重要となります。

前方制動性の評価には、Lachman test（図5）や前方引き出しテストが用いられますが、受傷早期の場合は、疼痛と可動域制限があっても可能なLachman testが有用です。

1）Lachman test

Lachman testは感度85％、特異度94％と診断精度の高い評価法です[11]。膝軽度屈曲位で脛骨前方引き出しを行いますが、後方引き出しと連続してある一定の速度で行い、制動の程度を触知します。後十字靱帯も含め正常の場合、患者さん自身は靱帯が止まる感覚を「コツコツ」などと表現し、実感することができます。しかし、健側で行ってから患側で行うと前方への制動性がないため、患者さんは「止まらない」「動きが大きい」と表現し、実感できません。

疼痛が強いと力が抜けず、所見をしっかりととれないこともありますが、その場合は大腿部に枕やタオルを置き、大腿の筋肉の緊張をとってから診察します。半月板損傷を伴う場合、特にロッキングしている場合には正確な所見をとることができないことがあり、注意が必要です。また、周囲との癒着により所見上エンドポイントが出ることがありますので、その場合には後述の回旋不安定性の評価も併せて診断します。

2）N-test

N-test（図5）は、当科初代部長の中嶋寛之先生が考案した方法です。回旋不安定性の診断と再現に非常に有用です[12]。

疼痛の強い、伸展の不十分な時期には行えませんが、膝屈曲位から膝外反、下腿内旋ストレスをかけながら膝を伸展すると、膝屈曲20°前後で腓骨頭の脱臼を触知します。それとともに、患者さん自身が膝崩れ感に類似する不安定性やその怖さを訴えます。

手技には習熟を要しますが、前方制動性はあるものの回旋不安定性がある方などの診察には必須です。正常の膝であってもglide（ずれ）がある方がいるため、左右差を比較することが大事になります。また、膝蓋骨脱臼の場合も、この診察時に不安定感を訴えることがありますので、注意が必要です。

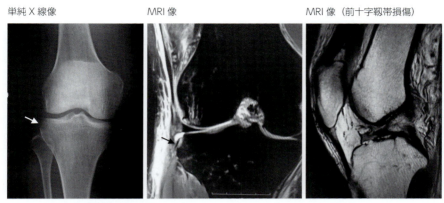

図6 Segond 骨折（同一症例）

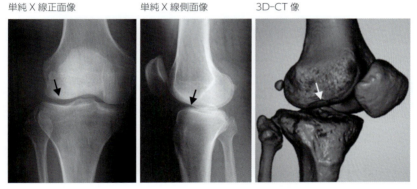

図7 Lateral notch sign（同一症例、Segond 骨折も合併）

3) Pivot shift test

　回旋不安定性の評価には、国際的には Pivot shift test が一般的です。特異度は98％ですが、感度が低い（24％）といわれています[11]。この手技に関しても習熟を要します。膝伸展位から下腿内旋、膝に軸圧を加えながら屈曲させると脛骨の亜脱臼が整復されます。

　疼痛による筋性防御が働きますと、偽陰性を呈することもあり、場合によっては関節血症や水症を除去してから診察することも必要です。また、筋性防御のために理学所見がとりづらいときは、陰性所見であっても靱帯損傷を完全否定せず、時間経過のなかで再度所見をとることが必要なこともあります。

　測定機器としては、KT-1000 または 2000 や KNEELAX などの knee ligament arthrometer があり、前方制動性の左右差を測ることができます。膝の前後の動きには個人差があるため、通常は左右差で評価をします。回旋制動性に関しての研究が近年進んで優れたものが開発されていますが、いまだ定量化できる汎用的な方法はありません。

3. 画像診断

　画像診断には単純 X 線や MRI を用います。

1) 単純 X 線検査

　前十字靱帯を損傷していても、単純 X 線では可視化できません。積極的に前十字靱帯損傷を疑わせる所見としては、正面像での Segond 骨折（図6）や側面像での大腿骨外顆の Lateral notch sign（図7）が挙げられます。

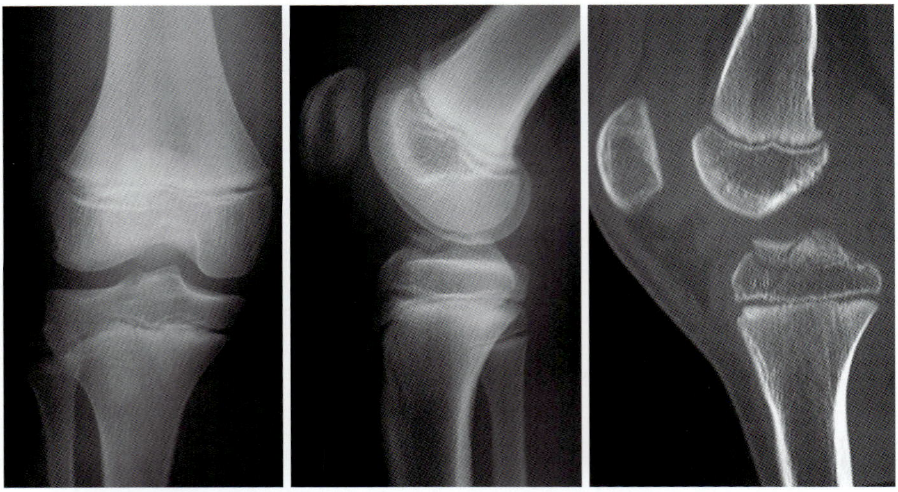

Chapter 2　各種疾患のマネージメント・発生機序・病態・治療法

単純 X 線正面像　　単純 X 線側面像　　CT 矢状断像

図 8　前十字靱帯脛骨付着部剥離骨折

　Segond 骨折とは、脛骨外側近位、ちょうど腓骨頭の近位前方に見える剥離骨折を指します。Anterolateral ligament という大腿骨外側上顆から脛骨近位端に走行し、ここに脛骨の内旋制動性にかかわる靱帯が付着しているため、前十字靱帯損傷の際に剥離骨折を起こすとも考えられています。

　Lateral notch sign は、前十字靱帯損傷時の脛骨の亜脱臼・整復に伴い、大腿骨外顆が脛骨外側の後方に衝突することで発生するもので、場合により非常に大きいことがあります。ただし、もともと小さい notch があることもあるため、注意が必要です。また、小児や成人の一部（特にスキー外傷が多い印象）では、前十字靱帯の脛骨付着部剥離骨折（図 8）をきたすことがあり、前十字靱帯不全膝では、単純 X 線像を留意してみる必要があります。

2）MRI 検査

　MRI 検査と関節鏡を比較したシステマティックレビューでは、感度 87%・特異度 91%[13] と MRI検査のほうが高い診断率です。

　MRI は前十字靱帯を描出しますので、基本的には損傷所見が明確です。矢状断像において、顆間内を大腿骨から脛骨間を緩やかなカーブの低輝度陰影を示します。しかし、MRI は断層撮影ですので、もともと平べったく、捻じれている前十字靱帯を描出する際に、断層スライスが膝の正中に平行な矢状断像の場合、損傷しているように見えることがあります（図 9）。また、前縁から離れた部分に高信号を示すことがあり、損傷疑いと判断されてしまいますが、前縁の前内側束がしっかり追える場合は損傷してないことが多いです。

　損傷所見は、基本的には前十字靱帯線維束の膨化や不鮮明化、走行異常、断裂などにより判断ができます（図 10）。しかし、前内側線維束がしっかり追えても回旋不安定性で困る症例もあります（図 11）。そのほかの前十字靱帯損傷を示唆する所見として、大腿骨外顆の notch や脛骨外側後方に骨内輝度変化（bone bruise、図10）を生じ、前十字靱帯不全による脛骨前方移動による後十字靱帯の走行異常（buckling、図12）などがあります。前十字靱帯損傷をきたしていても線維束の連続性はあるため、MRI 像で判断がつかない場合などにこれらの所見が有用です。また、半月板や軟骨などの合併損傷の評

104

MRI 像　　　　　　　　関節鏡所見

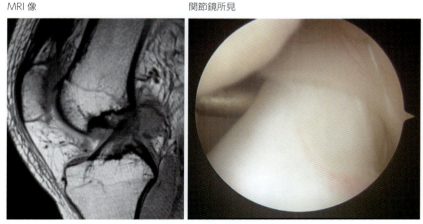

図9　正常であった左膝前十字靱帯（外側半月板損傷例）の一例
他院での MRI 検査により前十字靱帯損傷と診断され、紹介された例．

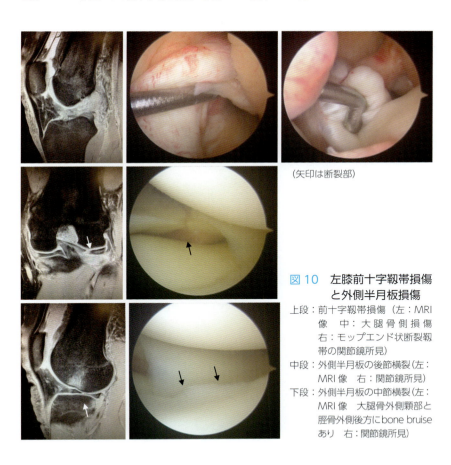

（矢印は断裂部）

図10　左膝前十字靱帯損傷と外側半月板損傷

上段：前十字靱帯損傷（左：MRI像　中：大腿骨側損傷　右：モップエンド状断裂靱帯の関節鏡所見）
中段：外側半月板の後節横裂（左：MRI像　右：関節鏡所見）
下段：外側半月板の中節横裂（左：MRI像　大腿骨外側顆部と脛骨外側後方に bone bruise あり　右：関節鏡所見）

Chapter 2　各種疾患のマネージメント・発生機序・病態・治療法

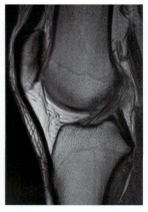

図11　左膝前十字靱帯損傷
前方制動性 arthrometer でほぼ左右差なしも、回旋不安定性を伴った例.

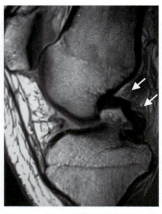

図12　前十字靱帯損傷例の後十字靱帯 buckling

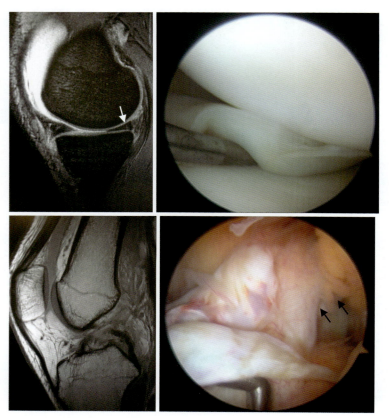

図13　左膝内側半月板損傷合併例
上左：MRI 像（矢印：半月板損傷）上右：関節鏡所見（内側半月板）
下左：MRI 像（前十字靱帯損傷）下右：関節鏡所見（前十字靱帯損傷）
probing にて不安定性あり.

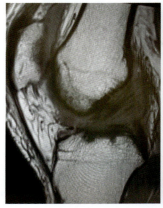
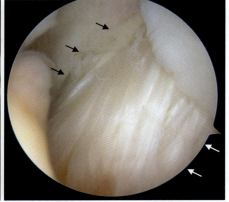

MRI 矢状断像　　　関節鏡所見

図14　前十字靱帯ムコイド変性
肥厚して見える前十字靱帯.

価にも役立ちます（図10・13）。

3）ムコイド変性（図14）

　徐々に可動域制限が生じ、膝の奥に"つまり感"を自覚し、MRI像を撮影すると前十字靱帯の線維の連続性はあるものの、膨隆して輝度変化が見られる場合があります。これはムコイド変性と診断され、関節鏡視下に一部の線維を切除するだけで症状がよくなる場合があります。しかし、一部の場合では大腿骨の付着部が損傷後の瘢痕を形成しており、外傷が原因と考えられることもあり、部分切除をすると靱帯不安定性が生じて再建術を要する場合もあります。

　損傷した前十字靱帯線維束が、後十字靱帯などの他の部分に付着している場合（図15）は線維構造が通常と違う方向へ走る場合もあります。また、再建した前十字靱帯が再断裂（図16）する際は、初回損傷と同様、大腿骨側での損傷が多くなっています。

4. 関節鏡所見

　診断のためだけに関節鏡検査を行うことはほとんどありませんが、半月板損傷や靱帯損傷の合併があるなどの理由で、理学所見やMRI像だけでは判断できない場合もあり、再建術を準備しながら関節鏡を行うことはあります。

　前十字靱帯損傷の多くは大腿骨側で断裂し、モップ状（図10）にバサバサになっていたり、周囲に癒着したり（図15）、消失していたりと様々な損傷形態があります。滑膜に覆われ、一見すると正常（図17）ではないかという場合もありますが、理学所見やMRI像から診断されている場合は、滑膜を切除すると断裂し、瘢痕化した靱帯組織をみることもあります。

治　療

1. 保存療法

　機能的な膝とは、可動域、安定性、筋力が総合的に良好な状態をいいます。基本的には、前十字靱帯損傷のほとんどの場合は自然治癒しないため、経過中に前十字靱帯の制動性が出てこない場合は、前十字靱帯の不安定性をカバーするように膝を使うことになります。

　しかし、損傷形態によっては治癒する方もいます。その場合には、装具を使用するなどして膝の機能を改善させ、徐々に活動性を上げるようにします。小児の骨端線未閉鎖の場合（図18）、受傷後3〜4か月から前十字靱帯の制動性が出てきて、手術を回避できる場合もあります。

　前十字靱帯損傷後に制動性が得られなくとも、気をつけながら上手に膝を使っていると、受傷後数年を経ても関節軟骨や半月板が保たれ

Chapter 2 　各種疾患のマネージメント・発生機序・病態・治療法

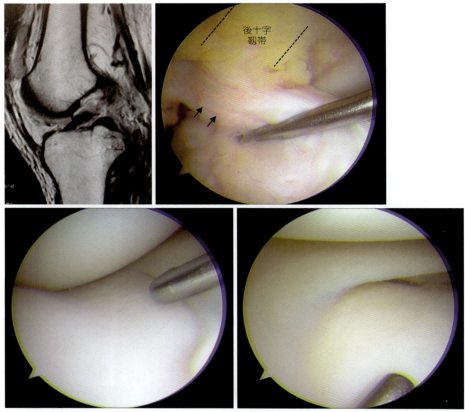

図 15　右膝前十字靱帯損傷後、後十字靱帯への癒着（矢印）
上段　左：MRI 像　前十字靱帯走行異常　右：関節鏡所見（後十字靱帯への癒着）
下段　関節鏡所見　左：内側コンパートメント　右：外側コンパートメント

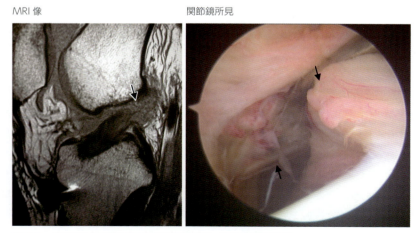

MRI 像　　　　　　　　　関節鏡所見

図 16　右膝前十字靱帯再建術後再断裂（矢印は断裂部）

108

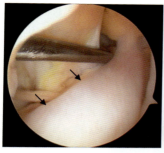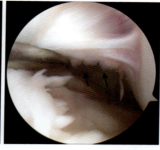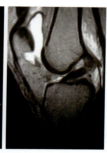

図17 一見、前十字靱帯（矢印）が正常に見える関節鏡所見症例
左：前十字靱帯　中：大腿骨付着部がプロービングにて緩い　右：MRI像

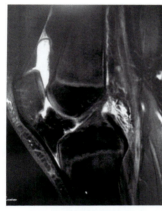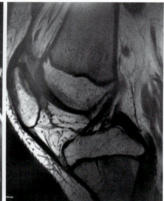

図18 骨端線未閉鎖の前十字靱帯損傷の治癒例
左：前十字靱帯損傷受傷時（Lachman test、N-test ともに陽性）
右：受傷後5か月（理学所見での不安定性消失）

ている方もいます（図15）。

急性期には可動域訓練を開始し、arthrofibrosis や断裂靱帯の周囲への癒着などによる関節拘縮を予防します。獲得可動域に応じて、四頭筋訓練をはじめ、下肢の筋力訓練も同時に行います。

幸いにして前十字靱帯の制動性が出てきた場合には、Knee-in の動作を避け、徐々にスポーツ活動を再開し、競技復帰を目指します。ただし、徒手検査による制動性の確認は、運動負荷による制動性を担保するものではありませんので、スポーツ動作により前十字靱帯不全の症状が出ているときには再建術が必要と考えます。

また、受傷後時間が経過すると疼痛症状がなくなりますが、膝崩れの症状が日常生活動作（ADL）のなかで頻回に起こる場合にも再建術が必要と考えます。半月板損傷を伴う場合は、膝不安定性が治癒阻害になりますので、再建術を視野に半月板処置を行うことが望ましいと考えます。

Knee injury and Osteoarthritis Outcome Score（KOOS）を用いた保存療法と手術療法との長期比較においては、両者に差がないとするエビデンスの高い報告があります[14]。一方、手術療法は軟骨損傷や半月板損傷などの有害事象の危険率が低いとする報告[15]も多く、基本的には前十字靱帯の制動不良が改善しない場合には、再建術が必要と考えます。

また、変形性膝関節症の症例においても、前十字靱帯不全による症状が強い場合には再建術

を行うことで、疼痛軽減を含めた膝の機能が改善しています。

保存療法によるスポーツ活動復帰に関しては、"カット動作"の多いスポーツ（バスケットボール、サッカーなど）では11%、軽度なスポーツ（ジョギング、ダブルテニスなど）では全例復帰可能との報告[16]があります。ジョギングやテニス、水泳などのスポーツ活動では保存療法での対応が可能です。

2. 手術療法

前十字靭帯機能不全の場合は、手術適応となります。近年、急性期に手術を行う施設が散見されるようになってきましたが、急性期には関節拘縮をきたすリスクがあるため、当科ではお勧めしていません。外傷による関節腫脹が落ち着き、関節可動域がほぼ左右差のない状態になってから手術を行います。

断裂靭帯の周囲への癒着や反転によるインピンジメントのため、リハビリテーションに限界がある場合もあります。その場合は、ある程度の可動域獲得があってから手術しますが、受傷後12週以上経っても可動域の回復が不良のときには関節授動術を行います。また、修復可能な靭帯損傷や半月板損傷があった場合には、2〜3週である程度の可動域を獲得したところで再建術と同時に行うか、2期的に行うなど状況に応じて対処しています。

1) 再建材料

残存する前十字靭帯の線維を用いた修復に関しては成績不良の報告が多く、当科の場合は、多くはハムストリング腱を用いた再建術を行っています。次いで、膝蓋腱を再建材料とすることが多いです。

スポーツ種目や得意とする動作、再断裂の多い10代であることなど、様々な要素を考慮しながらハムストリング腱か膝蓋腱を選択します。アメリカンフットボールやラグビーなどのコリジョンスポーツの場合、骨孔内での骨性癒合による靭帯固着の強さから膝蓋腱を選択します。

また、深い屈曲域での動作を必要とするバレエダンサーの場合は、ハムストリングを採取すると動作に支障をきたす[17]ことから、膝蓋腱を選択します。ただし、再建材料の違いによる術後成績に関しては、明確なコンセンサスがないのが現状です。そのほかにも、四頭筋腱を用いるなど様々な選択肢があります。

2) 骨孔の作製

再建術は、再建材料を脛骨・大腿骨に骨孔を開け、固定することで行います（図19）。最近は、解剖学的に付着しているところに再建材料がくるように骨孔を作製するようにしています。

骨孔を作製する際、脛骨側は脛骨近位端から開けることが多いのですが、大腿骨側の場合は様々で、脛骨骨孔を用いた方法や関節鏡ポータルを用いた方法、大腿骨外側から outside-in で開ける方法などがあります。

当院では、基本的には脛骨骨孔を用いて大腿骨骨孔を作製していますが、症例や術者により他の方法も用いています。また、再建靭帯を固定する際の膝屈曲角度などは、術者により様々ですが、筋力訓練を重視し、膝伸展位での固定を行っています。

3) 術後後療法

術後の後療法は、施設により様々です。手術翌日から可動域訓練や荷重歩行訓練を開始し、1か月でエアロバイク、2か月でジョギング、3か月でサイドステップ、4か月でダッシュやアジリティ、5か月で筋力健患差が30%以内で、コンタクトやリアクションのないスポーツ特有の活動を開始し、半年以降で筋力健患差が20%以内となったところで、チーム合流を許可しています。

筋力に関しては、Biodex®を用いて膝伸展・屈曲筋力を測定しますが、スポーツ活動では股関節周囲や体幹の筋力も大事ですので、動作時の不安感がないことを確認しながら、活動性を上げるように指示しています。

手術前後において最も重要視することは、膝

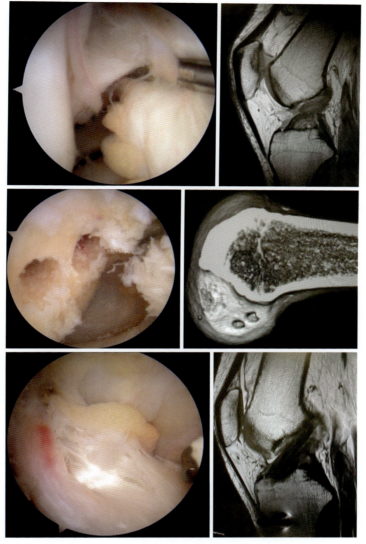

図19　ハムストリングを用いた右膝前十字靱帯二重束再建例
上段：前十字靱帯損傷（左：関節鏡所見　右：MRI像）
中段：大腿骨骨孔作成（左：術中所見　右：術後3D-CT像）
下段：再建前十字靱帯（左：術中所見　右：術後4か月MRI像）

伸展をしっかり獲得し、四頭筋がしっかりと収縮できるようにすることです。筋力だけでは前十字靱帯不全はカバーできませんが、筋力による膝の安定性保持は再建靱帯を守る意味でも大事です。最近では早期の復帰を目指す方向になってきており、復帰時期が早くなってきている印象です。しかし、再建靱帯の成熟[18]を考えると、無理に早くするのは危険です。

約12年間における調査では再断裂は3.1％に発生していましたが、再断裂例を初回受傷時と再受傷時とで比べると、初回ノンコンタクト受傷の8割弱がノンコンタクトで再損傷し、初回コンタクト受傷の半分弱がノンコンタクトで再損傷していることから、ノンコンタクト例に対する再受傷予防のための、動きや筋力に対するリハビリテーションが重要といえます。

予防

　外傷性に生じる場合は防ぎようがありませんが、ノンコンタクト損傷がほとんどの前十字靱帯損傷の場合は、予防がある程度可能です。膝外反を防ぐ動きや接地姿勢を獲得するために、体幹や股関節周囲を中心とした筋トレや動きのトレーニングを行います。

　外傷・障害予防のウォームアッププログラムとして代表的なものが、国際サッカー連盟（FIFA）内の医学評価研究センターが作成した「FIFA 11＋」（このプログラムは、日本サッカー協会のホームページ内からダウンロードできます）です。このFIFA 11＋プログラムを使用した群では、外傷・障害の減少と一部の運動能力の改善がみられることが近年報告されています。そのため、他のスポーツにおいても同様のプログラムの作成と、それを用いた予防の取り組みが行われています。

　術後リハビリテーションにおいても、個人固有の動きを評価し、Knee-inしやすい場合など、再断裂しない動きの再教育も行うようにしています。

文　献

1) Lohmander LS, Englund PM, Pahl LL, *et al*. The long-term consequence of anterior cruciate ligament and meniscus injuries：osteoarthritis. *Am J Sports Med*. 2007, 35(10)：1756-1769.

2) Wu WH, Hackett T, Richmond JC. Effects of meniscal and articular surface status on knee stability, function, and symptoms after anterior cruciate ligament reconstruction：a long-term prospective study. *Am J Sports Med*. 2002, 30(6)：845-850.

3) O'Connor DP, Laughlin MS, Woods GW. Factors related to additional knee injuries after anterior cruciate ligament injury. *Arthroscopy*. 2005, 21(4)：431-438.

4) Mountcastle SB, Posner M, Kragh JF Jr, *et al*. Gender differences in anterior cruciate ligament injury vary with activity：epidemiology of anterior cruciate ligament injuries in a young, athletic population. *Am J Sports Med*. 2007, 35(10)：1635-

1642.

5) Magnussen RA, Granan LP, Dunn WR, *et al*. Cross-cultural comparison of patients undergoing ACL reconstruction in the United States and Norway. Knee Surg Sports. *Traumatol Arthrosc*. 2010, 18(1)：98-105.

6) Koga H, Nakamae A, Shima Y, *et al*. Mechanisms for noncontact anterior cruciate ligament injuries：knee joint kinematics in 10 injury situations from female team handball and basketball. *Am J Sports Med*. 2010, 38(11)：2218-2225.

7) Ireland ML, Ballantyne BT, Little K, *et al*. A radiographic analysis of the relationship between the size and shape of the intercondylar notch and anterior cruciate ligament injury. *Knee Surg Sports Traumatol Arthrosc*. 2001, 9(4)：200-205.

8) Uhorchak JM, Scoville CR, Williams GN, *et al*. Risk factors associated with noncontact injury of the anterior cruciate ligament：a prospective four-year evaluation of 859 West Point cadets. *Am J Sports Med*. 2003, 31(6)：831-842.

9) Brandon ML, Haynes PT, Bonamo JR, *et al*. The association between posterior-inferior tibial slope and anterior cruciate ligament insufficiency. *Arthroscopy*. 2006, 22(8)：894-899.

10) Hawkins RJ, Misamore GW, Merritt TR. Followup of the acute nonoperated isolated anterior cruciate ligament tear. *Am J Sports Med*. 1986, 14(3)：205-210.

11) Benjaminse A, Gokeler A, van der Schans CP. Clinical diagnosis of an anterior cruciate ligament rupture：a meta-analysis. *J Orthop Sports Phys Ther*. 2006, 36(5)：267-288.

12) 中嶋寛之. N-testによる不安定膝の診断. 膝. 1976, 2：106-112.

13) Jackson JL, O'Malley PG, Kroenke K. Evaluation of acute knee pain in primary care. *Ann Intern Med*. 2003, 139(7)：575-588.

14) Frobell RB, Roos EM, Roos HP. A randomized trial of treatment for acute anterior cruciate ligament tears. *N Engl J Med*. 2010, 363(4)：331-342.

15) Sanders TL, Kremers HM, Bryan AJ, *et al*. Is Anterior Cruciate Ligament Reconstruction Effective in Preventing Secondary Meniscal Tears and Osteoarthritis? *Am J Sports Med*. 2016, 44(7)：1699-1707.

16) Buss DD, Min R, Skyhar M, *et al*. Nonoperative treatment of acute anterior cruciate ligament injuries in a selected group of patients. *Am J Sports Med*. 1995, 23(2)：160-165.

17) Tashiro T, Kurosawa H, Kawakami A, *et al*. Influence of medial hamstring tendon harvest on knee flexor strength after anterior cruciate ligament

reconstruction. A detailed evaluation with comparison of single- and double-tendon harvest. *Am J Sports Med*. 2003, 31(4) : 522-529.

18) Rodeo SA, Arnoczky SP, Torzilli PA, *et al*. Tendon-healing in a bone tunnel. A biomechanical and histological study in the dog. *J Bone Joint Surg Am*. 1993 75(12) : 1795-1803.

Chapter 2 各種疾患のマネジメント・発生機序・病態・治療法

膝関節疾患

半月板損傷

🔑 **KeyWords** Ⅰ型コラーゲン、hoop機構、半月板縫合術

山神 良太

> ★ **本章のポイント**
> 半月板は、関節の安定化や荷重分散・衝撃吸収など膝関節の機能維持のための重要な機能を担っています。近年、半月板損傷の治療に当たっては、半月板を温存するため可能な限り修復術が行われるようになってきています。
> 半月板損傷に対する術式の決定のためには、病態の把握〔外傷性/非外傷性（変性）、急性/慢性、損傷形態、靱帯損傷の合併の有無、下肢アライメント不良の有無、など〕とともに、年齢、活動度、手術・後療法への理解などの患者背景の把握も重要です。
> 後療法は、損傷形態や部位を考慮に入れて行う必要がありますが、荷重・関節可動域訓練を早期から行っています。スポーツ復帰は縫合術の場合で3〜4か月、部分切除術では2〜3か月を目標とします。

半月板とは

半月板とは、大腿骨と脛骨の間にある三日月状の構造体で、その表面形状は近位側では陥凹、遠位側では平坦で、それぞれが大腿骨・脛骨の関節面の形状に適合しており、関節の安定化に寄与しています。

また、半月板は繊維軟骨からなり、その多くがⅠ型コラーゲンにより構成されています。コラーゲン線維は内周2/3では横線維と円周方向の線維が混在していますが、外周1/3では主に円周方向の線維からなり、これらの構造が荷重の力を円周状の力（hoop stress）に変換していると考えられています（図1）[1,2]。

このように、半月板は、関節の安定化や荷重分散・衝撃吸収など膝関節の機能維持のための重要な機能を担っているため、損傷半月板に対しては可能な限り修復手術が求められるようになってきています。本章では、半月板損傷の診断学、および関東労災病院で行っている治療に

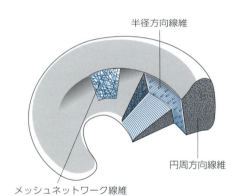

図1 半月板におけるコラーゲン線維の配列[1,2]

ついてご紹介します。

半月板の解剖

半月板損傷の診断・治療を考えるうえでは、その解剖を理解することが重要です。

1. 部位ごとの名称

半月板は、5つの部位に分けられます（図2）。脛骨への付着部の前方を「前角」、後方を「後

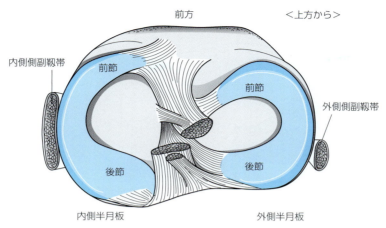

図2　半月板の部位ごとの名称

角」、それ以外の部分を前方から「前節」、「中節」、「後節」と呼びます。

2. 内側半月板と外側半月板の違い

　半月板には内側半月板と外側半月板がありますが、それらは単純な対称構造ではなく、それぞれが異なる構造をしています。

　内側半月板は、外側半月板よりも径の大きいC型の形状をしており、前角は前十字靱帯の脛骨付着部やや前方で、後角は後十字靱帯の脛骨付着部のすぐ前方で脛骨に強固に結合しています。一般的に前節よりも後節のほうが幅が広く、厚さ5 mm程度と最も厚くなっています。また、内側半月板の辺縁は関節包と結合しており、特に中節部分では内側側副靱帯深層を介して大腿骨とも強固に結合しています。さらに内側後方では、関節包を介して半膜様筋腱とも部分的に結合しているといわれています。

　一方で、外側半月板は内側半月板よりもやや径が小さく、前角と後角の距離の近いO型に近い形状をしており、内側半月板よりも脛骨関節面を覆う比率は高くなっています。外側半月板は前角と後角で脛骨に付着していますが、関節包との結合は内側半月板の場合と異なり、全周には及んでいません。後外側には膝窩筋腱裂孔があり、この部位では膝窩筋腱からのわずかな線維で支持されるのみです。また、外側側副靱

帯とも直接結合することはありません。そのため、外側半月板は膝関節の屈曲に伴い、内側半月板よりも大きく前後に移動するといわれています（図3）[3]。

3. 半月板の血流について

　半月板の外周およそ1/3は辺縁からの血管が分布し、血流がみられますが、残りの内周2/3は無血管野であり、関節液からのみ栄養供給を受けています[4]。血流分布の観点から外周1/3をred-red zone、内周1/3をwhite-white zone、その間の1/3をred-white zoneと呼びます。Red-red zoneでは血流が豊富なため、この部位での損傷は積極的な半月修復術の適応となります。

半月板損傷の診断

1. 損傷形態と病態の把握

　半月板の治療を縫合術にするか、部分切除にするかを決定する際に、損傷形態と病態の把握は重要です。

　はっきりとした外傷歴があり、それ以降に疼痛や関節水症、"引っかかり感"などの症状が出現している場合には、外傷性半月板損傷が考えられます。一方で、明らかな外傷歴がなく、徐々に症状が出現しているような場合には、非外傷性の変性断裂や陳旧性損傷が考えられます。

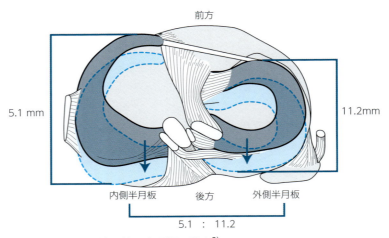

図3　膝関節の屈伸に伴う半月板の動き[3]
伸展（点線）から屈曲（実線）にかけて半月板は後方に移動する．移動量は内側よりも外側半月板のほうが大きい．

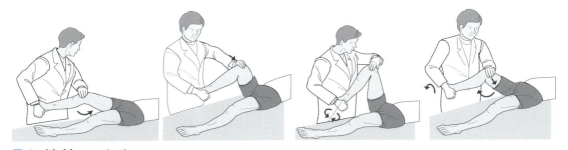

図4　McMurray test
圧迫と回旋の負荷をかけ、疼痛と弾発を誘発する．
弾発：膝関節の屈曲時に、ある角度では抵抗があるものの、その角度を過ぎるとバネのように屈曲できるようになる状態．

　外傷性で、経過が急性であるものほど、生物学的修復反応は強いと予想され、半月板縫合術に適していると考えられます．外傷性でも経過が慢性であるものや非外傷性損傷については損傷部位の変性が高度となり、生物学的修復反応も乏しく縫合術の適応が困難で、部分切除術が適すると考えられます．

　以上のように、治療方針の決定のためには詳細に病歴を聴取することが重要です．

2. 症　状

　多くは、関節面に一致した疼痛を呈します．主には動作時痛であり、安静時痛は稀です．ほかに関節水症を伴うものや、断裂した半月板の断端が関節内を動くことで、"引っかかり感"を自覚することもあります．またバケツ柄断裂では、断裂部位が大腿骨顆部に引っかかることで関節可動域制限が生じることもあります．

3. 診察所見

　本疾患を診断するのに重要な診察所見として、関節面の圧痛、McMurray test（図4）陽性があります．

　しかし、関節面の圧痛は感度83％、特異度83％、McMurray testが感度61％、特異度84％[5]と高くはなく、いずれもこれのみで診断を確定するのは困難といえるでしょう．したがって、病歴・症状・画像所見とも併せて総合的に診断することが必要です．

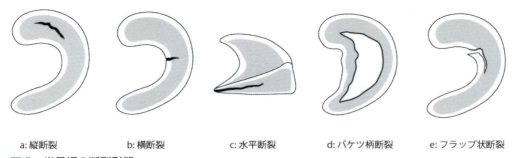

a: 縦断裂　　　b: 横断裂　　　c: 水平断裂　　　d: バケツ柄断裂　　　e: フラップ状断裂

図5　半月板の断裂形態

4. 画像診断

慢性の経過のものでは、二次性の変形性関節症変化を伴うものもありますが、単純X線画像からでは半月板損傷そのものの診断は困難です。

画像診断のgold standardはMRI検査です。ただし、MRI画像で損傷有無の判断までは可能であっても、断裂形態の判断までは困難なことが多々あります。とはいえ、可能な限り高磁場でのT1、T2強調画像のみならず、T2 STIR（short Tau inversion recovery）法など半月板撮像に適した条件のもと、半月板の全長にわたる評価をすることが、治療方針を考えるうえで重要と考えられます。

図5に半月板の断裂形態の分類を示します。

5. 特殊な半月板損傷〜円板状半月板〜

通常の半月板の形状と異なり、脛骨関節面のほとんどを覆うような形をした半月板を円板状半月板といいます。そのほとんどが外側にみられ、内側にみられることは稀です。発生機序は不明で、その発生頻度は人種間により差があり、アジア人は欧米人よりも多く15%程度との報告があります[6]。さらに円板状半月板の約80%が両側性ともいわれています[7]。

円板状半月板では、中央部のコラーゲン配列が不正であるのに加え、脛骨への付着の異常に由来する半月板不安定性も伴うことがあり、活動度が上がる小学生以降に損傷を受けることが多く見受けられます。

単純X線像では、腓骨高位、外側関節面の方

表1　半月板損傷の術式決定のために把握すべきこと

損傷形態と病態
　①外傷性か、非外傷性か
　②急性か、慢性か
　③靱帯損傷の合併の有無
　④下肢アライメント不良の有無
患者背景
　①年齢
　②活動度
　③手術・後療法に対する理解

形化、脛骨外側顆間隆起の低形成、condylar cutoff sign[8]陽性などの特徴的な所見が認められ、MRIでは関節面全体を覆う半月板とその内部信号変化などがみられます（図6）。

関東労災病院での治療の実際

1. 縫合か？　部分切除か？

以前は、関節鏡下半月板部分切除術が多く行われてきました。しかし、半月板切除により脛骨関節面の負担が増えるとのデータが明らかになるにつれ、半月板切除後の変形性関節症の進行が問題となるようになりました。近年の有限要素解析による研究では、半月板切除後の脛骨関節面への負荷は半月板を50%切除すると約2.8倍に、全切除すると約8.5倍になるとしています[9]。手術器械の改良とも相まって、近年では可能な限り半月板を温存する目的で半月板縫合術が行われるようになってきています。

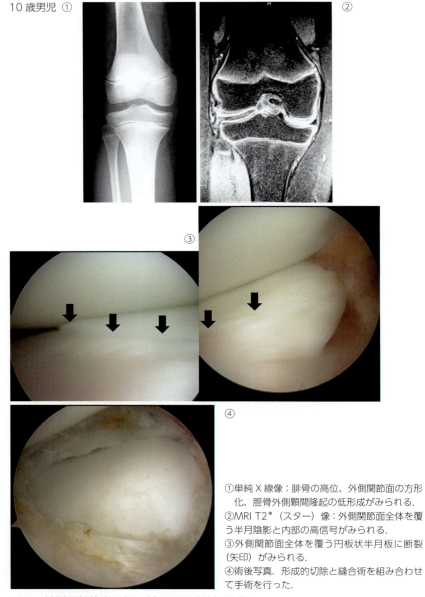

①単純X線像：腓骨の高位、外側関節面の方形化、脛骨外側顆間隆起の低形成がみられる．
②MRI T2*（スター）像：外側関節面全体を覆う半月陰影と内部の高信号がみられる．
③外側関節面全体を覆う円板状半月板に断裂（矢印）がみられる．
④術後写真．形成的切除と縫合術を組み合わせて手術を行った．

図6　外側円板状半月板に対する形成的切除術

　前述したように、治療方針の決定には損傷形態および病態の把握が重要なポイントとなります。外傷性で、経過が急性であればあるほど、縫合術による生物学的な治癒反応は強いと予想されます。また、合併する靱帯損傷や下肢アライメント不良（内反膝、外反膝）がある場合には、同時にまたは2期的に、これらの修復・矯正術を行う場合もあります。

　また、患者背景の把握も治療方針を決定するうえで重要です。加齢による変性の少ない若年者であるほど縫合による治癒が期待できますが、条件が整えば中高年者でも損傷形態や病態によっては縫合術の適応となり得ます。患者の活動度や、手術・術後リハビリテーションに対す

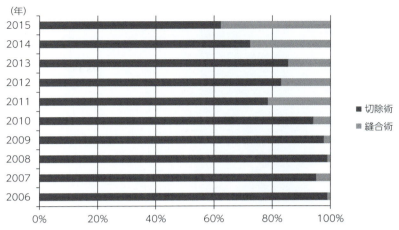

図7 関東労災病院における半月板損傷に対する術式の変遷(2006〜2015年)
ここ数年で半月板縫合術の割合が顕著に増えていることがわかる.

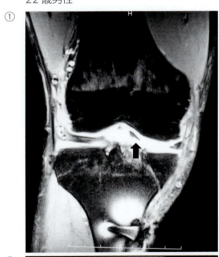

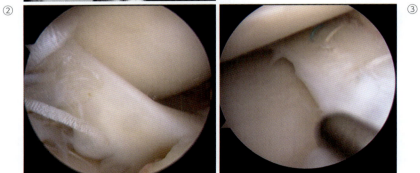

①MRIプロトン強調冠状断像:内側半月板にバケツ柄断裂を生じ、断裂部が大腿骨内側顆を乗り越えて顆間にロッキングしている(矢印).
②断裂部が顆間にロッキングしている.
③断裂部を整復し、inside-out法にて縫合した.

図8 バケツ柄断裂に対するinside-out法

20歳男性

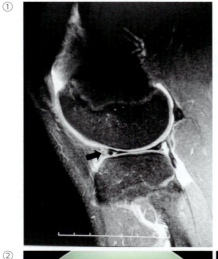

①MRIプロトン強調矢状断像：外側半月板前節に縦断裂（矢印）がみられる．
②前節から中節に及ぶ縦断裂がみられる．
③術後写真．Ouside-in 法にて縫合を行った．

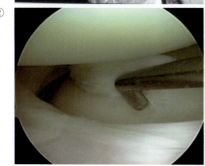
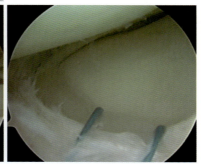

図9　前節損傷に対する ouside-in 法

る理解度を把握し、適切な後療法を含めた治療が可能かどうかを見極める必要があります（表1）。

近年では上記のような考えのもと、当院でも可能な限り半月板を温存する方向で治療方針を決定しています。当院での過去10年間の半月板単独損傷に対する手術療法の割合をみても、最近は縫合術の割合が増加しています（図7）。

2. 半月板縫合術

一般的には関節鏡下に行います。半月板損傷の部位や大きさにより適切な縫合方法を選択します。通常、中節〜後節損傷では inside-out 法（図8）または all-inside 法、前節損傷では outside-in 法（図9）を選択します。内側半月板後角損傷に対する骨孔を用いた pull-out 法[10]や、横裂損傷に対する tie-grip 縫合（図10）など特殊な縫合を行うこともあります。また、水平断裂などに対しては、少しでも生物学的な修復反応を増強するために、患者静脈血より採取して作成したフィブリンクロット（血餅）[11]を断裂部に挟み込んだ縫合を行う場合もあります。

3. 半月板部分切除術

縫合術の適応とならない場合、関節鏡下半月板部分切除術が選択されます。損傷部位やそれに伴い不安定となった部分を切除することを基本としますが、切除量が最小限になるように注意を払う必要があります。円板状半月板損傷においては、中央部を残しても再損傷を来しやすいため、損傷部以外にも切除を加え形成的切除術を行うことが一般的です（図6）。

57歳女性

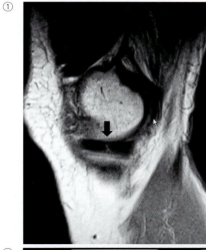

①MRI T2強調矢状断像：内側半月板中節に横断裂（矢印）がみられる.
②White zone から red zone に至る横断裂がある.
③術後写真：最初にかけた垂直方向の縫合（grip suture）に、水平マットレス縫合をかけて、転位した断裂部を引き寄せるように整復しながら縫合する.

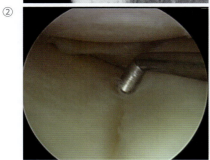
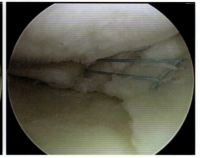

図10 横断裂に対する tie-grip 縫合

表2 関東労災病院における半月板縫合術後の後療法プログラム

		内側半月板 Stable	内側半月板 Unstable	外側半月板 Stable	外側半月板 Unstable
関節可動域訓練	0～4週	0～120	0～120	0～120	0～120
	4週～	Full	Full	0～120	0～120
	8週～	Full	Full	Full	Full
荷重	0～4週	全荷重	1/2 部分荷重	全荷重	1/2 部分荷重
	4週～		FWB		
ジョギング開始		2か月	3か月	2か月	3か月
スポーツ復帰		3か月	4か月	3か月	4か月

Stable：Peripheral/Longitudinal tear、Red-Red/Red-White zone での tear
Unstable：Horizontal/Radial tear、Red-White/White-White zone での tear

4. 後療法

縫合術では、以前は術後の免荷や外固定がよく行われていましたが、近年では、早期に荷重・可動域訓練を行った場合でも従来と変わらない成績との報告[12]がみられるようになっています。縫合術における半月板縫合部の保護や部分切除術における術後の荷重分散の変化の観点から、むやみに後療法を早めることが難しいのは

表3 当院における半月板部分切除術後の後療法プログラム

	内側半月板	外側半月板	外側円板状半月板
関節可動域訓練	Full	Full	Full
荷重	全荷重	全荷重	全荷重
ジョギング開始	1か月	2か月	2.5か月
スポーツ復帰	2か月	3か月	3〜4か月

当然ですが、適切な経過観察下においては早期荷重や関節可動域訓練を行うことは可能と考えています。

それに加え、当院では内側半月板と外側半月板では膝屈伸時の移動距離が異なる点、損傷形態ごとの関節面への負荷が異なる点（hoop機構の破綻の有無による差異）などを考慮に入れ、後療法プログラムを作成しています。

表2・3に、当院の後療法のプログラムを示します。縫合術後について、外側半月板では屈伸時の移動距離が内側半月板よりも大きいため、関節可動域訓練開始時期をやや遅めに設定しています。また、hoop機構の破綻や血流不良部位での断裂については、荷重開始をやや遅らせることとしています。一方、部分切除術後については、関節可動域訓練、荷重とも早期から行いますが、術前後の荷重分散の変化を考慮し、外側半月や円板状半月ではジョギング開始時期を遅らせています。スポーツ復帰は、縫合術で3〜4か月、部分切除術では2〜3か月を目標としています。

文　献

1) Bullough PG, Munuera L, Murphy J, *et al*. The strength of the menisci of the knee as it relates to their fine structure. *J Bone Joint Surg Br*. 1970, 52 (3)：564-567.

2) Sweigart MA, Athanasiou KA. Toward tissue engineering of the knee meniscus. *Tissue Eng*. 2001, 7 (2)：111-129.

3) Thompson WO, Thaete FL, Fu FH, *et al*. Tibial meniscal dynamics using three-dimensional reconstruction of magnetic resonance images. *Am J Sports Med*. 1991, 19(3)：210-215.

4) Arnoczky SP, Warren RF. Microvasculature of the human meniscus. *Am J Sports Med*. 1982, 10(2)：90-95.

5) Smith BE, Thacker D, Crewesmith A, *et al*. Special tests for assessing meniscal tears within the knee：a systematic review and meta-analysis. *Evid Based Med*. 2015, 20(3)：88-97.

6) Ikeuchi H. Arthroscopic treatment of the discoid lateral meniscus. Technique and long-term results. *Clin Orthop Relat Res*. 1982, 167：19-28.

7) Bae JH, Lim HC, Hwang DH, *et al*. Incidence of bilateral discoid lateral meniscus in an Asian population：an arthroscopic assessment of contralateral knees. *Arthroscopy*. 2012, 28(7)：936-941.

8) Ha CW, Lee YS, Park JC. The condylar cutoff sign：quantifying lateral femoral condylar hypoplasia in a complete discoid meniscus. *Clin Orthop Relat Res*. 2009, 467(5)：1365-1369.

9) Atmaca H, Kesemenli CC, Memişoğlu K, *et al*. Changes in the loading of tibial articular cartilage following medial meniscectomy：a finite element analysis study. *Knee Surg Sports Traumatol Arthrosc*. 2013, 21(12)：2667-2673.

10) Feucht MJ, Kühle J, Bode G, *et al*. Arthroscopic transtibial pullout repair for posterior medial meniscus root tears：a systematic review of clinical, radiographic, and second-look arthroscopic results. *Arthroscopy*. 2015, 31(9)：1808-1816.

11) van Trommel MF, Simonian PT, Potter HG, *et al*. Arthroscopic meniscal repair with fibrin clot of complete radial tears of the lateral meniscus in the avascular zone. *Arthroscopy*. 1998, 14(4)：360-365.

12) Vascellari A, Rebuzzi E, Schiavetti S, *et al*. All-inside meniscal repair using the Fas T-Fix meniscal repair system：is still needed to avoid weight bearing? A systematic review. *Musculoskelet Surg*. 2012, 96(3)：149-154.

Chapter 2 各種疾患のマネージメント・発生機序・病態・治療法

下腿疾患

下腿疲労骨折

🔑 **KeyWords** 青年期、マルユース、MRI

深井　厚

> ★ 本章のポイント
>
> 　スポーツ活動によって、青年期を中心に下腿に多くの疲労骨折を生じます。多くは運動負荷により発生するもので、限局的な圧痛と腫脹が特徴的です。その原因として、運動量増加などの外的要因とマルユースといった内的要因に分けられます。
>
> 　診断には詳細な病歴聴取と限局した所見、時系列で追った単純X線像が重要となり、特に早期診断にはMRI検査、場合により超音波エコー検査が有用です。保存的治療としては、運動量の調整（外的要因）、マルアライメントやマルユースの評価と改善が必要で、特に脛骨へのストレスを軽減するための臀部・ハムストリングの筋力訓練が大事です。また、リハビリテーション過程では徐々に運動負荷を上げる必要があります。

下腿疲労骨折とは

　疲労骨折とは、様々な要因で繰り返される外力による骨組織微小損傷のなかで、修復機転の障害によって生じる骨折をいいます。日常生活動作では痛みをあまり感じませんが、運動後に痛みを感じます。さらに症状が進行すると運動中にも痛みが出現し、日常生活動作にも痛みを伴うようになります。また、普段は運動中や運動後に痛みを感じないにもかかわらず、突然に骨折をきたし、歩行障害に至る場合もあります。

　受傷者の多くが高校・大学などのスポーツ活動中や軍隊でのトレーニング中に受傷しており、学生のスポーツ障害・外傷[1,2]や軍隊に関しての報告が多くあります。

　下肢のスポーツ障害であるシンスプリントや疲労骨折、コンパートメント症候群の一部は、Detmerらの提唱する広義のMedial tibial stress syndrome（MTSS）に位置づけられるといわれており、popliteal artery entrapment syndrome（膝窩動脈捕捉症候群）などの血行障害や末梢神経障害を含めて、下腿障害の症候群としてまとめられます[3]。これらの診断には鑑別を要することも多く、また経過中にいくつかが合併することもあります。

関東労災病院における受診者

　関東労災病院スポーツ整形外科外来の36年間での疲労骨折[4]を調べると、下肢疲労骨折1,350例中で脛骨442例、腓骨120例と2、3番目を占め、下腿が全体の41.6％です（図1）。多少の頻度の差はあるものの、国内外の他の報告でもほぼ同様で、下肢の疲労骨折のうち下腿が約半数を占めています[2,3,5-8]。また性別では男性が多く、全体と男性の順位はほぼ同じですが、女性では脛骨が最も多く、4割を占めています（表1）。

　下腿疲労骨折は発生部位により、脛骨は近位もしくは遠位の疾走型（図2）と骨幹部の跳躍型（図3）に、腓骨は近位跳躍型、遠位疾走型（図4）に分類されます。脛骨疲労骨折では、脛骨内顆や足関節内顆を含めず、疾走型が全体の

124

⓫ 下腿疲労骨折

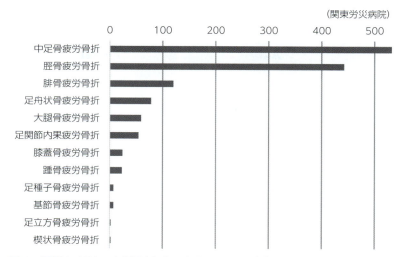

図1　下肢における疲労骨折（36年間、1,350例）

表1　下肢疲労骨折の性差（カッコ内は各群内での割合）

	全体（1,350名）	男性（866名）	女性（484名）
1位	中足骨　（39.4%）	中足骨　（47.2%）	脛骨　（40.5%）
2位	脛骨　（32.7%）	脛骨　（28.4%）	中足骨　（25.4%）
3位	腓骨　（8.9%）	腓骨　（6.6%）	腓骨　（13.0%）
4位	足舟状骨（5.8%）	足舟状骨（5.0%）	足舟状骨（7.2%）
5位	大腿骨　（4.3%）	足関節内果（4.7%）	大腿骨　（4.5%）

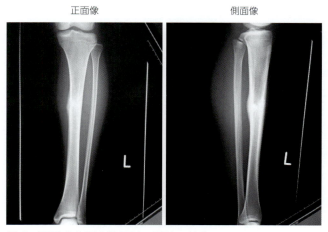

図2　脛骨疾走型疲労骨折の単純X線像

79.2%、跳躍型が20.8%でした[4]。腓骨疲労骨折では、疾走型が全体の78.7%、跳躍型が19.1%でした[9]。

疲労骨折の発生年齢は、脛骨では男性が平均19.7歳（6～62歳）、女性は平均17.7歳（10～39歳）、男女とも発症のピークは16歳、腓骨では男性平均18.8歳（11～45歳）、女性は平均17.4歳（13～38歳）、男女とも発症のピークは16歳

125

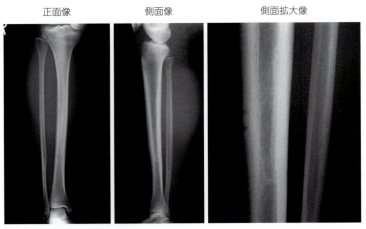

図3 脛骨跳躍型疲労骨折の単純X線像

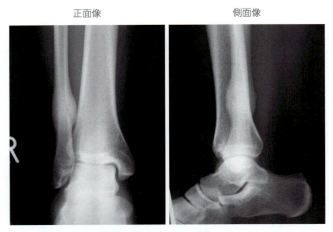

図4 腓骨疾走型疲労骨折の単純X線像

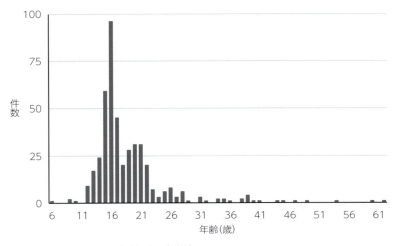

図5 脛骨疲労骨折の年齢別発生分布

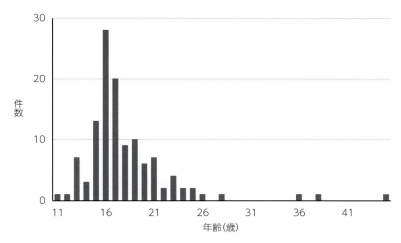

図6　腓骨疲労骨折の年齢別発生分布

表2　脛骨疲労骨折における種目（カッコ内は各群内での割合）

	全体	男性	女性
1位	陸上　　　　　　（36.0％）	陸上　　　　　　（45.5％）	陸上　　　　　　（24.0％）
2位	バスケットボール（13.3％）	サッカー　　　　（14.6％）	バスケットボール（21.4％）
3位	サッカー　　　　（9.0％）	野球　　　　　　（9.8％）	バレーボール　　（14.3％）
4位	バレーボール　　（8.4％）	バスケットボール（6.9％）	体操　　　　　　（9.2％）
5位	野球　　　　　　（5.4％）	アメフト　　　　（5.7％）	ハンドボール　　（5.6％）

表3　腓骨疲労骨折における種目（カッコ内は各群内での割合）

	全体	男性	女性
1位	陸上　　　　　　（25.8％）	陸上　　　　　　　　　　（31.6％）	バスケットボール（23.8％）
2位	バスケットボール（16.7％）	野球　　　　　　　　　　（12.3％）	バレーボール　　（20.6％）
3位	バレーボール　　（15.8％）	サッカー　　　　　　　　（10.5％）	陸上　　　　　　（20.6％）
4位	体操　　　　　　（5.8％）	バレーボール　　　　　　（10.5％）	体操　　　　　　（9.5％）
5位	野球　　　　　　（5.8％）	バスケットボール・ラグビー（8.8％）	バドミントン　　（7.9％）

と、脛骨と腓骨とでほぼ同じ傾向でした（図5・6）。

種目別にみると、全体では脛骨は陸上、バスケットボール、サッカー、腓骨は陸上、バスケットボール、バレーボールの順で多かった[9]のですが、男女別にみると上位のスポーツには違いもみられます（表2・3）。

病態生理

原因動作として、脛骨疾走型疲労骨折ではランニングやダッシュ、脛骨跳躍型疲労骨折ではジャンプやステップ、腓骨疲労骨折ではランニング、ダッシュ、ジャンプ、うさぎ跳びが挙げられます。

下腿疲労骨折の危険因子は、静的・動的アライメント異常（足部内反、偏平足、過回内足、

内反脛骨、股関節内転、脚長差、マルユース）、下腿筋中心とした身体のタイトネス、急激な運動量の増加、シューズや固いサーフェイスなどが挙げられます[10]。特に脛骨の跳躍型にはクラシックバレエ、バレーボールや体操などが多く、種目に特徴があります[11]。好発部位である脛骨前中 1/3 は凸面であり、走行やジャンプ動作などの蹴り出しや着地の際に強い伸延力（弯曲負荷）が働くことが主因と考えられます[12]。また、後方皮質に圧迫力が加わることで、疲労骨折を生じると考えられます。

下腿における腓骨の荷重分担は脛骨の 2 割前後と少ないのですが、ランニング動作などの"繰り返し"荷重ストレスに加え、足底筋による内側にたわむ弦運動が腓骨疾走型疲労骨折の主な原因となっています。また、うさぎ跳びにより腓骨跳躍型疲労骨折が起こりますが、近位 1/3 が解剖学的に抵抗減弱部位であり、後面に付着する屈筋群の収縮での応力が原因と考えられます[9]。

症　状

脛骨疾走型疲労骨折の初期症状は、運動後に生ずる軽度の疼痛程度ですが、進行すると競技中に突然の激痛が出現します。場合によっては歩行不能となることもありますが、多くは数日で疼痛は軽減します。疼痛部位を中心とした腫脹と限局的な圧痛があり、状態によっては介達痛もあります。部位としては、近位から遠位に至るまでどこにでも起きるため、遠位寄りの場合はシンスプリントとの鑑別が必要となる場合があります。

脛骨跳躍型疲労骨折は、運動中や運動後に脛骨前中 1/3 に疼痛が出現します。安静により症状は軽快し、運動により増悪します。また長期になりますと、圧痛部位に一致して皮下に骨隆起が出現します。骨折部の組織は血流や仮骨形成が乏しく、病理学的にも骨折治癒機転が進まず難治性となることがあり[13]、ときに完全骨折

をきたすため注意が必要です。

腓骨疲労骨折の症状も同様ですが、疼痛は徐々に出現することが多く、受診までの平均期間は疼痛発生後 6 週でした。圧痛 94%、運動時痛 96% と高率ですが、歩行時痛（8%）や腫脹（17%）は少なく、安静時痛はありませんでした。腓骨疲労骨折は、脛骨に比べると軽微であることが多いです[9]。

診　断

診断には、運動歴や疲労骨折の既往歴の聴取、限局した圧痛とその部位が重要となります。女性の場合は、摂食歴や月経周期などの聴取が必要な場合もあります。

単純 X 線像には、圧痛や骨性膨隆に一致した部位に骨折変化がみられます。症状が出始めたころの単純 X 線像では、骨折がはっきりしないこともあります。しかし、局所の理学所見が疑わしい場合は 1 週間以上空けてから再度撮影すると、骨折変化があり診断できます。脛骨疾走型疲労骨折には骨折周囲の仮骨形成があり、脛骨跳躍型疲労骨折では伸張ストレスによる骨吸収像と上下に嘴上仮骨形成があります（blackline）。腓骨疲労骨折の場合は、受診時にすでに時間が経過していることが多いため、初診時の単純 X 線像で骨折変化があり、診断がつくことが多いです。

極く早期に診断が必要な場合は、CT 検査よりも MRI 検査が望ましいです。MRI の感度・特異度はともに高く、部位と一致するところの輝度変化を捉えることで診断がつきます。骨シンチグラフィーも強い集積像を示し、高い特異度を示しますが、コストがかかりますし被爆リスクもあります[10]。

近年広く汎用されてきている超音波エコー検査は、中足骨疲労骨折において感度・特異度ともよく、今後、低コスト・低被爆の検査として有用なツールになり得ます[14]。

現状では、単純 X 線検査と MRI 検査による

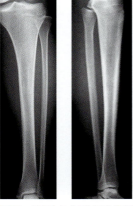
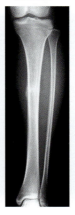
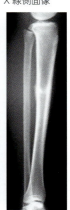

図7 脛骨疾走型疲労骨折

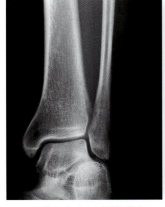
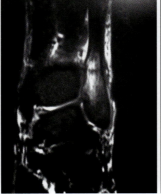
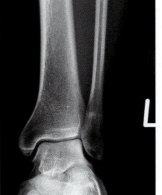

図8 腓骨疾走型疲労骨折

補助検査が最も有用であると考えます。図7の脛骨疾走型疲労骨折の症例では、反対側の治療経過中に症状があり、単純X線検査では所見がはっきりしませんでしたが、MRIを撮影したところしっかりと輝度変化が確認でき、診断に有用でした。また、腓骨疾走型疲労骨折の症例（図8）においても、圧痛と腫脹があるにもかかわらず、単純X線検査でははっきりとした診断ができませんでしたが、MRI像において輝度変化を確認でき、後日の単純X線像で仮骨形成が確認できました。

治 療

1. 保存的治療

疲労骨折は、診断がつき次第、局所の安静を要します。安静により疼痛は速やかに消失しますが、骨癒合が進まないうちに運動を再開すると骨折治癒遅延が生じてしまうため、単純X線像やCT像を確認しながら活動性の調整をする必要があります。

リハビリテーションでは、特に脛骨へのストレスを軽減するための臀部・ハムストリングの

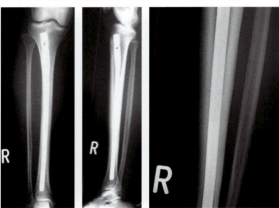

単純X線正面像　単純X線側面像　　　側面拡大像

図9　跳躍型脛骨疲労骨折の術後

筋力訓練が大事です[11]。また、柔軟性の低下による代償動作・負荷の偏在を減らすために、体幹から下肢のストレッチが重要です。そのほか、安静の期間中に、危険因子となっている動きに対するアスレチックリハビリテーションやインソール作製などが必要となります。

歩行やジョギング動作では、骨盤後傾になると膝伸展機構への負担がかかり、脛骨へのストレスも増加することから、骨盤前傾をとるような指導を行います。反対側や他の部位に疲労骨折を生じることもあり、急激な活動性の増加は危険で、10％ずつ強度を上げていくやり方が望ましいという報告もあります[15]。

3か月程度の運動禁止と超音波刺激による骨形成を図れば治癒可能ですが、脛骨跳躍型疲労骨折の場合は、4か月の保存療法を行っても治癒率は50％に満たないとする報告があります[16]。

脛骨疾走型疲労骨折においては、仮骨形成が旺盛に起こり、安静により骨癒合が得られます。遠位疾走型疲労骨折は3週間程度の運動禁止後、ゆっくりとスポーツ活動性を上げ、6～10週程度で復帰可能となります。近位疾走型疲労骨折は遠位に比べて経過が長く、復帰には3か月程度かかることが多いです。

腓骨疲労骨折は4～6週の休養でよく、ジョギング開始まで平均約5.5週、完全復帰までは平均約8.7週間が見込まれます[9]。

2. 手術的加療

脛骨疾走型疲労骨折や腓骨疲労骨折はほぼ保存治療で治癒しますが、脛骨跳躍型疲労骨折は難治性です。骨癒合が得られない場合には、髄内釘などの手術的加療を施すこととなります。また、早期復帰を目的として手術を早期に行うこともあります。適切な髄内釘法を行い、横止めスクリューは使用せず、適切な太さの髄内釘を挿入します（図9）。これにより、1.5～3か月より走行を開始し、3～6か月で復帰可能となります。なお、ドリリングの単独使用は完全骨折の危険性があるため、跳躍型疲労骨折には禁忌としています。

文　献

1) Matheson GO, Clement DB, McKenzie DC, *et al*. Stress fractures in athletes. A study of 320 cases. *Am J Sports Med*. 1987, 15(1)：46-58.
2) Orava S：Stress fractures. *Br J Sports Med*. 1980, 14(1)：40-44.
3) Detmer DE. Chronic shin splints. Classification and management of medial tibial stress syndrome. *Sports Med*. 1986, 3(6)：436-446.
4) 深井　厚，岩噌弘志．特集，疲労骨折の病態と治

療. 疲労骨折の疫学. *整外と災外*. 2016, 59(11)：1381-1386.

5）岩噌弘志, 内山英司, 平沼憲治, 他. スポーツ整形外科外来における外傷・障害の変遷　20年間の動向. *日臨スポーツ医会誌*. 2005, 13(3)：402-408.

6）岩噌弘志. アスリートの疲労骨折：なぜ発症するのか. 総説. *日臨スポーツ医会誌*. 2010, 27(4)：351-355.

7）大西　純. 陸上競技走種目における疲労骨折の疫学. *臨スポーツ医*. 2016, 33(4)：352-356.

8）内山英司. 特集, 疲労骨折の診断と治療. 疲労骨折の疫学. *臨スポーツ医*. 2003, 20(臨増)：91-98.

9）岩噌弘志. 腓骨疲労骨折の診断と治療. *関節外科*. 2011, 30(6)：771-775.

10）Patel DS, Roth M, Kapil N. Stress fractures：diagnosis, treatment, and prevention. *Am Fam Physician*. 2011, 83(1)：39-46.

11）内山英司. 跳躍動作による疲労骨折. *臨スポーツ*

医. 2016, 33(4)：366-371.

12）池田　浩, 黒澤　尚. 跳躍型脛骨骨幹部疲労骨折に対する髄内釘による治療. *整外と災外*. 2003, 46(10)：1223-1228.

13）Burrows HJ. Fatigue infraction of the middle of the tibia in ballet dancers. *J Bone Joint Surg Br*. 1956, 38-B(1)：83-94.

14）Banal F, Gandjbakhch F, Foltz V, *et al*. Sensitivity and specificity of ultrasonography in early diagnosis of metatarsal bone stress fractures：a pilot study of 37 patients. *J Rheumatol*. 2009, 36(8)：1715-1719.

15）Burrus MT, Werner BC, Starman JS, *et al*. Chronic leg pain in athletes. *Am J Sports Med*. 2015, 43(6)：1538-1547.

16）内山英司. シンスプリントと疲労骨折. *Orthopaedics*. 2002, 15(6)：39-44.

Chapter 2 各種疾患のマネジメント・発生機序・病態・治療法

下腿疾患

シンスプリント

KeyWords オーバーユース、下腿内側部痛、Walsh の疼痛分類

山神　良太

★本章のポイント

シンスプリントは、下腿内側部の慢性的な疼痛を主訴とするスポーツ障害のひとつで、運動時または運動後に、脛骨中央から遠位1/3の内側後縁に広い範囲で疼痛と圧痛が出現します。

他疾患との鑑別のためには、病歴、特に運動歴の聴取が重要です。単純X線像上では特別な所見は認められませんが、MRI像では、早期に脛骨内側の長軸に沿った線状の輝度変化を示します。

Walsh分類のStageⅡまでは練習量の制限は必要なく、アイスマッサージや下腿ストレッチングを指導します。StageⅢ以上の場合には、練習量制限や休止が必要になります。保存療法に抵抗性の場合、手術療法を選択します。術後成績は一般に良好ですが、発症以前のスポーツレベルまでの復帰に関しては、3割から9割までとばらつきがあります。

シンスプリントとは

シンスプリントとは、overuse に起因する下腿内側部の慢性的な疼痛を主訴とするスポーツ障害のひとつであり、脛骨過労性骨膜炎、medial tibial stress syndrome などとも呼ばれます。ランニングやジャンプなどの運動時や運動後に受傷し、「脛骨中央から遠位1/3の後内側に疼痛と圧痛があるが、単純X線像には変化がないもの」と定義されます。

発症の原因としては、足関節回内運動の反復により下腿後内側面の筋群、特にヒラメ筋の筋付着部に過剰な牽引が加わることで生じる、筋膜や骨膜の炎症と考えられています[1]。危険因子としては、BMIの増加、足部内反・足部縦アーチの低下（navicular drop の増加）、過回内足・内反脛骨・股関節回旋異常、下腿筋タイトネス、急激な運動量の増加、シューズや固いサーフェイスなどが挙げられます[2]。

関東労災病院の10年間の統計で、シンスプリントと診断された457例では男性238例、女性219例で性差はみられませんでした。ただし、

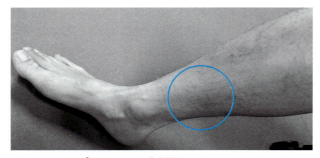

図1　シンスプリントの圧痛部位

表1 Walshの疼痛分類[4]

Stage I
　Pain after activity only
Stage II
　Pain during activity, dose not restrict performance
Stage III
　Pain during activity, restrict performance
Stage IV
　Chronic unremitting pain, even at rest

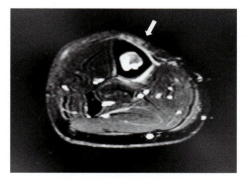

図2　MRI脂肪抑制撮影法（STIR）にて変化を伴う病態

発症年齢には差があり、男性は13歳から発生し平均18.5歳、女性は12歳から発生し平均16.9歳と、女性での発現が早期でした。また、両側例が約半数にみられました。種目別では、男性は陸上競技、サッカー、野球、バスケットボールの順に、女性はバスケットボール、陸上競技、エアロビクス、バレーボールの順に多い頻度でした[3]。

症　状

運動時または運動後に、脛骨中央から遠位1/3の内側後縁に5～10cmと広い範囲で疼痛と圧痛が出現します（図1）。他覚的所見としては圧痛だけのことがほとんどですが、進行例では足関節の背屈制限が出現することもあります。また、慢性例では周囲組織の腫脹がみられることがありますが、稀です。

Walshは、この疼痛を①運動後のみの痛み（Stage I）、②パフォーマンスに制限のない運動中の痛み（Stage II）、③パフォーマンス低下を招く運動中の痛み（Stage III）、④安静時にも絶え間なく続く慢性の痛み（Stage IV）、に分類しています（表1）[4]。

診　断

他の疾患との鑑別のためには、病歴、特に運動歴の聴取が重要です。シンスプリントの場合は、運動量の増加とともに前述の範囲（図1）に疼痛と圧痛が出現するのが一般的です。この症状は、ヒラメ筋のストレッチ時や足関節抵抗底屈時に疼痛が誘発されます。

画像診断において、単純X線像上では特別な所見は認められません。しかしMRI像では、早期に脛骨内側の長軸に沿った線状の輝度変化を示します。また、脂肪抑制撮影法（short Tau inversion recovery：STIR）で、骨膜および骨髄内に高輝度変化が出現する症例もあります（図2）。それぞれが骨膜炎と骨髄の微細骨折を表しているとの意見もありますが、一定の見解は得られていません。

治　療

1. 保存療法

Walsh分類のStage IIまでは、練習量の制限は必要なく、アイスマッサージや下腿ストレッチングを指導します。この際、過回内足などの形態的な問題がある場合には、インソールによる矯正を行う必要もあります。Stage III以上の場合は、練習量の制限や休止などを検討する必要があります。休止の場合には少なくとも6週間の走行禁止とします。

2. 手術療法

保存療法に抵抗性の場合、ヒラメ筋の筋膜付着部を解離する手術療法を行うこともあります。術後成績は7～9割がスポーツ復帰可能となり良好ですが、症状が残る例もあります。また、

発症以前のスポーツレベルまでの復帰に関して
は、3割から9割までと報告にばらつきがみら
れます[5-7]。

文　献

1) Michael RH, Holder LE. The soleus syndrome. A cause of medial tibial stress (shin sprints). *Am J Sports Med*. 1985, 13(2)：87-94.
2) Newman P, Witchalls J, Waddington G, *et al*. Risk factors associated with medial tibial stress syndrome in runners：a systematic review and meta-analysis. *J Sports Med*. 2013, 4：229-241.
3) 内山英司, 岩噌弘志, 武田　寧. 新版スポーツ整形外科学. 中嶋寛之監. 南江堂, 2011, p321-341.
4) Mellion MB, Walsh WM, ed. The team physician's handbook. Hanly & Belfus, 1990,
5) Detmer DE. Chronic shin splints：classification and management of medial tibial stress syndrome. *Sports Med*. 1986, 3(6)：436-446.
6) Yates B, Allen MJ, Barnes MR. Outcome of surgical treatment of medial tibial stress syndrome. *J Bone Joint Surg Am*. 2003, 85-A(10)：1974-1980.
7) Järvinnen M, Aho H, Niittymäki S. Results of the surgical treatment of the medial tibial syndrome in athletes. *Int J Sports Med*. 1989, 10(1)：55-57.

Chapter 2

各種疾患のマネジメント・発生機序・病態・治療法

足関節・足部

アキレス腱断裂

🔑KeyWords　踵骨、pop 音、ヒールレイズ、Thompson テスト

鹿毛　智文

★ **本章のポイント**

　アキレス腱断裂は、様々なスポーツ動作で受傷します。腱の退行性変化を基盤に発生するため、中高年に好発します。50 歳以上では、スポーツとは関係なく日常での受傷が増えてきます。

　「"バン"という音を感じた」などの病歴聴取で断裂が疑われます。断裂部周囲から下腿三頭筋にかけての疼痛が強く、足関節後方に皮下血腫ができます。断裂部の疼痛と腫脹を訴えることが多いのですが、なかには疼痛をほとんど訴えない例もあります。多くの場合、歩行は可能ですが、下腿三頭筋不全に陥るためヒールレイズ（踵上げ）はできません。

　アキレス腱断裂の治療には保存加療と手術加療があります。関東労災病院では、術後早期の荷重・可動域訓練が可能であること、再断裂が低いことから、手術療法を行っています。

アキレス腱断裂の受傷機転

　アキレス腱断裂は年齢や競技レベルに関係なく、様々なスポーツ動作で受傷します。断裂は、腱の退行性変化を基盤に発生すると考えられおり、中高年に好発するといわれていますが、若年・高齢者でも発生します[1]。50 歳以上では、スポーツと関係なく日常生活のなかでの受傷が増えてきます。種目としてはバスケットボール、テニス、サッカー、バレーボール、バドミントンなどが多いです[2]。

　下腿三頭筋の遠心性の収縮によりアキレス腱が断裂します。ほとんどは非接触性の受傷であり、ジャンプ動作や踏み込み動作、着地動作などにより受傷することが多いです。pop 音（「バン」という雑音）を感じ、「後ろから蹴られた」、「後ろからボールが当たった」などと訴えることが多いです。

症　状

　歩行は可能ですが、下腿三頭筋不全に陥るた

めヒールレイズ（踵上げ）はできません。断裂部周囲から下腿三頭筋にかけて疼痛が強く、足関節後方には皮下血腫ができます。断裂部に疼痛と腫脹を訴えることが多いですが、なかには疼痛をほとんど訴えない方もいます。

診　断

　「pop 音を感じた」などの病歴聴取から断裂が疑われます。アキレス腱断裂部の陥凹（図 1）を確認することで診断できますし、また Thompson テスト陽性でも診断がつきます。

　Thompson テスト（図 2）は、腹臥位で下腿三頭筋の筋腹を把持することで足関節が底屈するかどうかをみるテストです。正常であれば足関節は底屈しますが、断裂がある場合には反応しません（＝陽性）。

　稀ではありますが、アキレス腱断裂に足関節骨折を合併することがあるため、圧痛がないかの確認が必要です[3,4]。足関節骨折を疑う場合には単純 X 線検査にて確認します（図 3）。

　また、アキレス腱の踵骨付着部の剥離骨折を

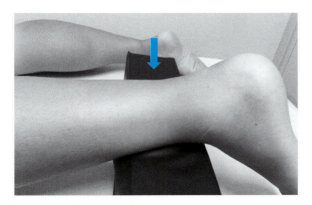

図1　アキレス腱断裂部の陥凹
下腿は腫脹し、断裂部に陥凹が確認できます．

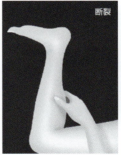
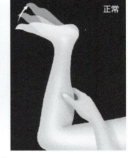

図2　Thompson テスト
うつ伏せで膝を直角に曲げた状態でふくらはぎを強くつまむと、正常なときには足関節は底屈しますが、断裂するとこの底屈がみられなくなります．

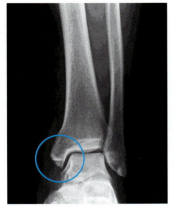

図3　足関節内果骨折合併例
アキレス腱断裂に内果骨折を合併しています．

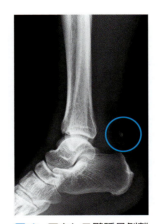

図4　アキレス腱踵骨剥離骨折症例の単純X線像
踵骨剥離骨片が存在します．

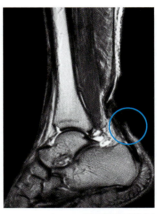

図5　アキレス腱踵骨剥離骨折症例のMRI像（図4の症例）
○内に剥離骨片が確認できます．剥離骨片の近位に腱線維が付着しているのがわかります．遠位の線維も踵骨側に残存しています．

起こすことがあるため、単純X線の足関節側面像で骨傷の有無を確認します（図4・5）。付着部や腱内に石灰化像や骨化像などの変性所見がみられることもあります。

理学所見で診断が確定しない場合は、超音波エコーやMRIを用いて診断します。

治療

アキレス腱断裂の治療には保存加療と手術加療があり、適切に治療された場合には受傷後6か月の時点での手術療法と保存療法の結果はほぼ同じといわれています[1]。

しかし関東労災病院では、手術加療は術後早期荷重・可動域訓練が可能であること、また再断裂リスクが低いともいわれていることから、基本的には手術を行っています。

1. 手術方法

アキレス腱の手術方法にはBunnel法や

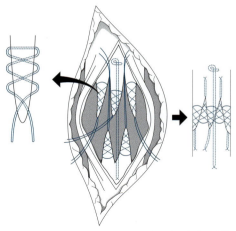

図6　Half-mini-Bunnel 縫合（内山術式）[5]

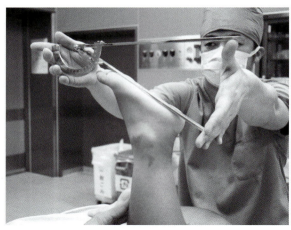

図7　健側の腹臥位自然下垂底屈角度

Kirchmayer 法などいくつかの方法がありますが、関東労災病院では内山らが報告した Half-mini-Bunnel 縫合で手術を行っています（図6）[5]。

まず断裂した線維を束に分けて、近位・遠位それぞれの線維束を Bunnel 様に縫合します。津下式縫合で近位・遠位断端を引き寄せ、腱の長さ調節を行います。その際、術直前に計測しておいた健側の腹臥位自然下垂底屈角度（図7）を参考にします。健側の角度プラス5°を目安にして、また腱の重なりの程度を考慮して長さ調節を行います。

健側の角度プラス5°というのは、術後のリハビリ経過中の縫合腱の elongation を考慮し、設定しています。次に Bunnel 様に縫合した線維を順次挟み込むように縫合します。

2. 剥離骨折例

剥離骨折の形態によりますが、図4の症例のような場合は骨片を切除したうえで Half-mini-Bunnel 縫合を行うことで対応可能です。骨片が大きい場合には pull-out 法を行うこともあります[6]。

後療法

1. リハビリテーションスケジュール（表1）

術後は5日間 B-K ギプス固定を行い、免荷

表1　術後リハビリテーションスケジュール例

術当日	ギプス固定
術後5日	ヒール付きギプス固定　荷重可
術後12日	歩行装具（背屈制限つき）可動域訓練
術後3週	下腿三頭筋筋力訓練
術後5週	両足ヒールレイズ
術後8週	装具除去　片足ヒールレイズ
術後10週	ジョギング
術後12週	ランニング
術後4か月	ジャンプ
術後5か月	スポーツ復帰

（まったく体重をかけないこと）とします。その後ヒール付きの歩行ギプスに変更し、可及的に全荷重歩行を開始します。術後12日目に背屈制限つきの歩行装具（図8）に変更し、可動域訓練を開始します。術後3週から筋力訓練を開始します。歩行装具は背屈制限角度を調節できる装具で、リハビリテーションで獲得できた足関節背屈角度に応じて徐々に制限を弱めていきます。術後4週からエアロバイクを開始するとともに、椅座位でのヒールレイズを開始します。術後5週で裸足での歩行訓練を開始し、両足でのヒールレイズを開始します。術後8週で装具を除去し、片足ヒールレイズを開始します。片足ヒールレイズが可能となれば、ジョギングを

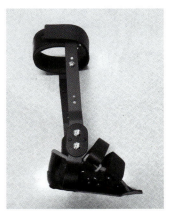

図8 背屈制限つきのアキレス腱装具（内山式アキレス腱装具）
底屈は制限せずに、背屈角度は獲得可動域に応じて調節可能です．

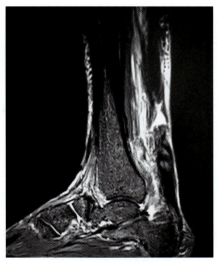

図9 陳旧性アキレス腱断裂のMRI像
断裂部に広範囲に高輝度陰影があり、断裂部の近位・遠位の断端線維は腫大しています．

開始します．片足ヒールレイズ25回が可能（徒手筋力テスト5）となれば、ジャンプを開始します．筋力の回復程度が十分と判断されれば術後5か月でスポーツ復帰を許可します．

2. 剥離骨折例

剥離骨折例でも、基本的には通常のHalf-mini-Bunnel縫合と同様のスケジュールでリハビリテーションを行っています．

陳旧性断裂について

新鮮断裂した際に誤診し、受傷から4週間以上放置されたままになると、陳旧化（図9）することがあります．陳旧化すると下腿三頭筋は短縮し、断端間は陥凹が生じて、瘢痕組織のみで満たされた状態となります．歩行は可能ですが歩行困難感があり、またヒールレイズが不可能であることが多く、スポーツ復帰は困難です．アキレス腱の機能回復にはアキレス腱形成術が必要となります．

文献

1) 中山正一郎．アキレス腱断裂．図説 足の臨床．高倉義典監．第3版．メジカルビュー，2010，p274-278．
2) 内山英司．アキレス腱断裂．新版スポーツ整形外科．中嶋寛之監．南江堂，2011，p326-330．
3) Assal M, Stern R, Peter R. Fracture of the ankle associated with rupture of the Achilles tendon：case report and review of the literature. *J Orthop Trauma*. 2002, 16(5)：358-361, 2002.
4) Lu J, Maruo Holledge M. Medial malleolus fracture of the ankle combined with rupture of the Achilles tendon. *J Surg Case Rep*. 2016(4)：rjw062.
5) Uchiyama E, Nomura A, Takeda Y, *et al*. A modified operation for Achilles tendon ruptures. *Am J Sports Med*. 2007, 35(10)：1739-1743.
6) 鹿毛智文，眞田高起．新鮮アキレス腱付着部剥離損傷治療の経験．*日足外会雑誌*．2016，37(1)：109-112．

足関節外側靱帯損傷

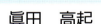

足関節・足部

🔑 KeyWords　前距腓靱帯損傷、足関節、保存治療

眞田　高起

> ★ 本章のポイント
>
> 　足関節内返しによる足関節外側靱帯損傷は筋骨格損傷のなかで最も多い外傷で、全スポーツ外傷の約 20％を占めています。このうちでは前距腓靱帯損傷が多く、次いで踵腓靱帯損傷です。
> 　診断においては、超音波エコー検査は靱帯損傷程度を知る定量的な検査としても極めて有用です。また MRI 検査は靱帯のみならず、関節内骨軟骨合併損傷の診断に有用です。
> 　急性期Ⅰ・Ⅱ度の場合には保存療法が有用ですが、Ⅲ度損傷に対する治療においては、手術治療と保存治療とで再受傷率に差がないことが報告されていますので、当科では保存治療を行っています。慢性期Ⅲ度損傷では、縫合術や手術治療を行います。

足関節外側靱帯損傷とは

　足関節内返しによる足関節外側靱帯損傷は筋骨格損傷のなかで最も多い外傷で、全スポーツ外傷の約 20％を占めるとされています。このうちでは前距腓靱帯損傷が多く、次いで踵腓靱帯損傷といわれています。踵腓靱帯損傷を合併すると、理論的には距骨下関節不安定も誘発することになります。

　しかし多くの場合、外側靱帯損傷を怪我と思わずにプレーを継続する選手が多く、その後に合併症を併発することが危惧されます。したがって、受傷時の適切な治療法が非常に大事になります。実際の治療に際しては、その損傷程度によって治療法が異なり、また医師によっても治療法に違いがあり、頻度の高い外傷ではありますが、議論の余地がまだある分野でもあります。

足関節外側靱帯の解剖

　足関節周囲は筋組織が少なく、関節安定性における靱帯の役割が非常に大事です。足関節には多くの靱帯がありますが、ここでは足関節外側の靱帯構造（図 1）のみに絞って取り扱います。

　外側には近位からは脛骨腓骨間膜があり、そこからやや遠位の脛腓間には前下脛腓靱帯、後下脛腓靱帯があります。前下脛腓靱帯の遠位に Bassett 靱帯という靱帯が存在する例もあります。さらに遠位の外果からは 3 本の靱帯が伸びています。それらは、前距腓靱帯、後距腓靱帯、踵腓靱帯で構成されていて、距腿関節を支持しています。距骨下関節には踵腓靱帯に加えて、外側距踵靱帯、頸靱帯があります。さらに踵骨前方突起部から Chopart 関節をまたいで、二分靱帯が踵骨、立方骨へ伸びていて、また距骨と舟状骨間には距舟靱帯があり、踵骨と立方骨間には背側踵立方靱帯があります。

　これらのうち損傷することの多い外側靱帯損傷は前距腓靱帯と踵腓靱帯です[1]。この両靱帯の走行のバリエーションはいくつかあり、前距腓靱帯が 2 本走行しているもの、踵腓靱帯が腓骨付着部で共同靱帯として走行しているものなどがあるといわれています。

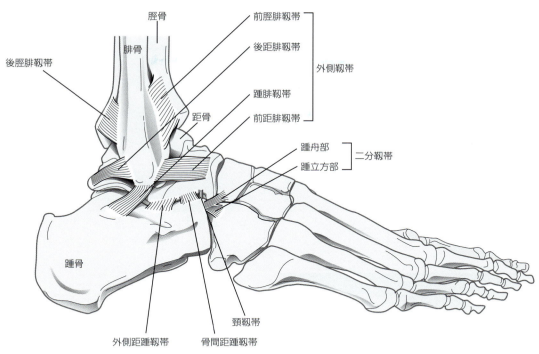

図1 足関節とその主な靱帯

診断

1. 急性期

足関節外側の腫れ・痛み、皮下出血が特徴的です。靱帯損傷による不安定性があると、前方引き出しテスト（図2）、内反ストレステスト（図3）が陽性になりますが、急性期の不安定テストは痛みが強く評価の難しいことがあります。

2. 損傷診断

前距腓靱帯、踵腓靱帯の走行上に圧痛が存在します。多くが腓骨付着部に圧痛を認めます。靱帯の圧痛と皮下出血の存在による外側靱帯損傷診断の感度は88％、特異度は78％といわれています。一方、前方引き出しテストのみでは感度85％、特異度75％です。したがって、圧痛と皮下出血による急性足関節外側靱帯の損傷診断は、前方引き出しテストと同等の診断率といえます。さらに、前方引き出しテスト・圧痛・皮下出血が陽性であれば、靱帯損傷診断の感度は94％、特異度84％と高くなります[2,3]。

関節造影検査による靱帯損傷の感度は100％という報告[4]もありますが、侵襲的であり、実際の臨床においてこの検査が行われることは極めて稀です。一方で近年は超音波エコー検査による靱帯損傷診断が有効とされていて、以前は感度92％、特異度83％と報告[5]されていましたが、近年ではMRI検査と同じく100％の診断率と報告[6]されており、前方引き出しテスト（79％）や前方引き出し単純X線ストレス撮影（86％）よりもよくなっています。

また、超音波エコー検査は靱帯損傷程度を知る定量的な検査としても有用で、非侵襲的に診察室で使用できます。超音波エコー検査は、今後ゴールデンスタンダードになると予想されます。ただ、現在はすべてのクリニックにあるわけではありませんし、操作にはある程度の技術を要します。

MRI検査の診断率は75～100％といわれてい

Chapter 2　各種疾患のマネージメント・発生機序・病態・治療法

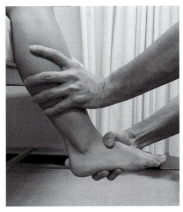

図2　前方引き出しテスト

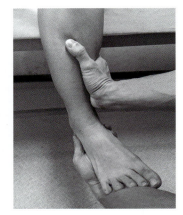

図3　内反ストレステスト

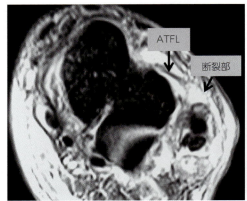

ATFL：前距腓靱帯

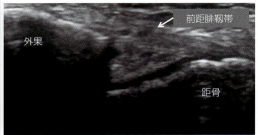

図4　前距腓靱帯断裂のMRI像と超音波エコー像の比較

ます（図4）。靱帯損傷のみの検査に限定すれば、徒手検査や超音波エコー検査で精度の高い診断が可能ですから、費用対効果の観点からはMRI検査はコスト高ということになります。MRI検査の最大の魅力は、骨軟骨損傷や骨挫傷など、靱帯損傷の随伴関節内症状の診断に優れていることです。すべての外側靱帯損傷にMRI検査が必要であるわけではありませんが、靱帯治癒後にも症状が継続し、あるいは通常よりも明らかに重傷の場合にはMRI検査を行います。

3. Ottawa Ankle Ruleと単純X線検査

　靱帯断裂の有無は、徒手検査により高い確度で診断することができます。そこで、考えなければならないことは、すべての内反捻挫外傷による足関節外側痛に対して単純X線撮影する必要があるのかということでしょう。そこで、ひとつの提案としてOttawa Ankle Ruleの活用があります。

　Ottawa Ankle Ruleは、足関節外側痛に対する検査費コストを軽減する目的で発表されました。このガイドラインでは、以下のいずれかに該当する場合に単純X線検査を施行するよう推奨しています。

・55歳以上の患者
・4歩以上の荷重歩行ができない
・外果先端、および先端から後縁に沿って近位

表1 足部外側靱帯断裂の重症度分類

Grade	血腫腫脹圧痛	前方引き出しテスト	内反ストレステスト	靱帯断裂 ATFL	CFL
I	+	−	−	不全	無
II	+	+	−	完全	不全
III	+	+	+	完全	完全

ATFL：前距腓靱帯
CFL：踵腓靱帯

6cm までの部分に圧痛がある
・圧痛が第5中足骨や立方骨、舟状骨にある

　上記の項目に該当しない足関節外側痛には、単純X線検査は必要ないということです。ただし、これには除外項目があり、①慢性受傷、②妊婦、③皮膚外創があるもの、④18歳以下、などに該当する場合には単純X線検査を施行する必要があります。このルールを適用すると、感度は98％との報告[7]がなされています。

　しかし現実問題として、骨折を除外する目的で単純X線検査を行うことの妥当性はあると考えます。このルールは、むしろスポーツ現場において重要で、医療機関をすぐに受診させる必要があるかどうかを判断するときに活用すべきと、筆者は認識しています。

4. 重症度分類

　一般的に靱帯損傷は、I〜III度の分類で行われることが多いです。I度は緩さを生じない靱帯の挫傷で、組織学的な損傷であり、物理的に弛緩していない状態です。II度は靱帯の部分損傷、III度は靱帯の完全断裂です。

　しかし、このような分類を足関節外側靱帯に当てはめるのは実際の評価や治療にそぐわないと考えます。実際には、前方引き出しテストと内反テストによる不安定性の組み合わせで評価を行います（表1）。Grade I 損傷は、圧痛・腫れはありますが、どちらの検査でも不安定性を有さない、外側靱帯不全損傷状態です。Grade II 損傷は、前方引き出しでは不安定性があり、内反テストでの不安定はない状態で、前距腓靱帯損傷を想定しています。Grade III 損傷は、前方引き出しテスト・内反テストともに陽性で、前距腓靱帯・踵腓靱帯・関節包損傷と診断します。

5. 単純X線ストレス撮影の評価

　単純X線ストレス撮影による足関節不安定性のクライテリアは、距骨傾斜角が10°以上もしくは対側に比べて5°以上の傾斜角とし、一方、前方引き出しが1cm以上もしくは対側に比べて5mm以上の前方移動としていることが多いようです。ただし、正常の生理的な傾斜角は5°から23°ともいわれており、単純X線ストレス撮影で損傷を正確に判断することは難しいと考えます。いずれにしても、臨床症状や他の検査所見と照らし合わせての評価が大事になります。

鑑別疾患

　足首外側が腫れていて、内返し捻挫したと訴えて来院する患者さんに対して、足関節の単純X線撮影のみで異常がなければ足関節外側靱帯損傷と診断し、湿布処方で経過観察としてしまい、うっかり見落とす可能性のある疾患がいくつかあります。

　足関節の内返し受傷による足関節周囲損傷には、外側靱帯損傷以外にも起こり得る病態があり、よく間違えられる疾患がいくつかあります。

1. 腓骨筋腱脱臼

　腓骨筋腱脱臼は、上腓骨筋支帯の損傷による外果後方を走行する腓骨筋腱が腱溝を乗り越えて起こります。外果後方の痛みと脱臼の再現があれば診断できますが、受傷間もない時期は足

関節外側全体の痛みや腫れを訴えたり、腱脱臼を再現できないことがあり、特に初期の診断は難しいことがあります。その場合には、MRI検査や超音波エコー検査などによる補助診断が有効です。

2. 二分靱帯損傷、踵骨前方突起骨折

圧痛の位置は違うのですが、内返し捻挫という受傷機転と足関節外側痛という患者さんの訴えのみで、触診を丁寧にせず、足関節のみの単純X線撮影だけを診断の拠り所とすると、見逃してしまうということが起こり得ます。なぜなら、足関節2方向撮影では踵骨前方突起骨折の診断はできないからです。圧痛部位を丁寧に触診し足部2方向撮影を追加すれば、診断は比較的容易です。

3. 第5中足骨基部骨折

触診により鑑別は容易です。足部単純X線撮影で診断できます。

4. 距骨外側突起骨折

スノーボーダー骨折ともいわれています。単純X線検査のみでは見逃しやすく、CT検査での評価により明瞭になります。

5. 足根骨癒合症

足根骨癒合症がもともとあると、捻挫後の腫れが引いた後も疼痛が改善しないことがあります。主に距踵間癒合症と踵舟間癒合症が多いのですが、外側部痛に関係するものは踵舟間癒合症です。

▍治　療

Ⅰ度損傷は、適切なRICE治療と機能的運動療法で良好な回復が可能です。RICEとは、Rest（安静）、Ice（冷却）、Compression（圧迫）、Elevation（挙上）の4つの処置の頭文字をとったものです。いずれも応急処置時に必要な処置です。RICE処置を損傷直後に適切に行うことで、治癒と競技への復帰を早めることができます。

ここでは、Ⅲ度損傷の治療に焦点を当てます。

1. 手術治療か保存治療か

Ⅲ度損傷に対して、手術治療と保存治療とを比較した無作為対照比較試験があります。

Pihlajamäkiら[8]は、臨床成績は両者に差はなかったとしていますが手術治療の再受傷率は低く、変形性変化の発症は手術治療のほうが高かったと報告しています。またTakaoら[9]の報告でも、治療後の臨床成績や不安定性に統計学的差はなかったとしています。しかしその内容を詳しく読むと、保存治療群の132例中8例には不安定性による症状が残っており、一方の手術治療では不安定性による症状が残存していた例はありません。

以上から、多くの場合は保存治療で十分治療可能ですが、なかには再受傷や不安定性が残る集団が存在すると思われます。しかし、どの集団が保存治療で再受傷しやすい集団なのかについての記載はありません。したがって、受傷時に特定の集団のみを抽出して有効な手術治療を選択することは難しいことと考えます。現地点では、通常は保存治療で十分治療可能であり、手術治療によるⅢ度損傷治療の役割は限定的と考えます（図5）。

2. 保存治療の外固定の是非と 　　当院での治療

Kerkhoffsら[10]がまとめたシステマティックレビューでは、4〜6週のギプスによる外固定よりも外固定しない治療のほうが、仕事やスポーツへの復帰率・復帰期間が早かったという結果でした。しかし、このレビューには質の低い研究も含まれており、また「4〜6週の固定は、長期過ぎると考えられている」とのコメントも付けられています。私たちも、ギプスによる固定期間はもう少し短いほうがよいと考えています。実際、10日間の外固定で効果があったとする報告もあります[11]。

3. 当科での新鮮外側靱帯損傷の治療

当科では、外固定に関しては10日から2週間のプラスチックキャスト固定としています。

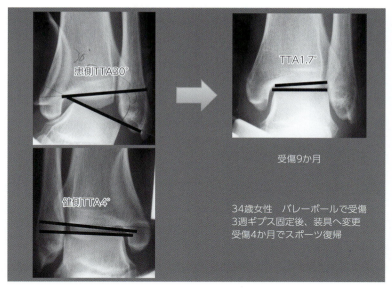

図5　保存治療の治療例
TTA：距骨傾斜角

キャストにより足関節の内外反を抑え、受傷後早期の炎症期における痛みと腫脹をとることによって、スムーズな靱帯治癒につなげるのが目的です。一方、1か月以上の長期ギプス固定では、細胞増殖期からリモデリング期までを固定することになり、固定による弊害が出現すると考えます。

固定角度は、足関節背屈0～5°で巻くようにしています。底屈位置では断裂した前距腓靱帯間距離が開いてしまいますが、背屈位置で装着すると、断裂した前距腓靱帯の距離を縮めることになり、緩まずに良好な靱帯治癒を期待できます。骨折治療のキャストとは違いますから、早期荷重を励行しています。さらに、キャストは薄く巻き、前足部まで長くは巻きません（図6）。

こうすることで、スニーカーを履いて外出することも可能ですし、前足部の動きを出すことでToe offしやすくなり、歩行機能を温存できます。

一方、薄く巻くことにより踵部のキャストが潰れることも経験しています。このキャストの目的は、あくまでも内返しを起こさないようにすることですので、特に問題とは考えていません。患者さんには、たくさん歩くと踵の裏が潰れることもあると予め説明しておくとよいでしょう。

キャスト固定時期が終わったら、以降は編み上げのサポーターでさらに2週間固定します。このときの留意点は、就寝時も装着してもらうように指導することです。就寝時の足部の脱力や掛け布団の重さによっても、足部の内転や足関節内反は起こり得ますので、これを防ぐのが目的です。

これ以降は、腓骨筋のトレーニング、バランストレーニング、足底部のトレーニングを開始し、おおよそ3か月で復帰することを目標としています。

4. 当科の治療成績

図7は、当科で行った足関節Ⅲ度外側靱帯損傷31例の治療成績（平均受傷年齢20歳）です。治療方法は先述のとおり、2週間以内のギプス固定後にサポーターを装着し、平均3か月でスポーツ復帰を許可しています。テロスSE 150 N

Chapter 2　各種疾患のマネージメント・発生機序・病態・治療法

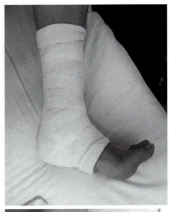

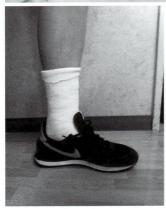

図6　薄巻きキャスト
スニーカーの紐を緩めると、ギプスを装着したまま靴を履くこともできる.

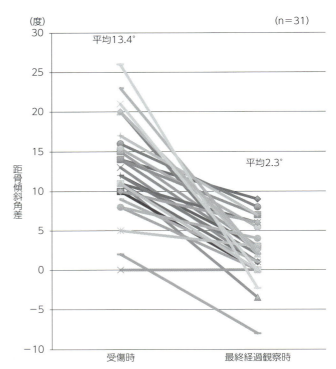

図7　足関節Ⅲ度外側靭帯損傷の治療成績（関東労災病院）
治療前の健常側と患側との距骨傾斜角差は平均13.4°でしたが、保存治療による治療介入後には平均2.3°になり、31例中30例で距骨傾斜角が改善していました.

で内反ストレスを加えて、距骨傾斜角を受傷時および治療後に測定しました。健常側と患側との距骨傾斜角差は受傷時には平均13.4°でしたが、治療後には健患差平均2.3°（-8～9°）でした。健患差5°以下を安定治癒とすると、71％（22例）は安定治癒していました[12]。

5. 慢性不安定例

急性期にきちんとした治療が行われずに放置されていたり、もしくは捻挫の再発例では、足関節捻挫は慢性状態に移行します。

単純X線検査で距骨傾斜角が10°以上、もしくは健常足に比べて5°以上の不安定性があり、自覚的にも足関節の不安定性を有するものを手術適応として、当科ではBroström法[13]による

縫合をしています。なお、Broström-Gould法は関節可動域低下の懸念があるため、基本的には行っていません。

Broström法も以前は切開して直視下に縫合術を行っていましたが、近年は関節鏡下に靭帯縫合術を行うようになり[14]、術後の腫れや痛みが少なく、復帰が早く、良好な治療成績を収めています。また、不安定性が強く、修復する前距腓靭帯がない場合には靭帯再建を行います。自家薄筋腱を用いて、前距腓靭帯もしくはこれに加えて踵腓靭帯の再建を行います[15]。

靭帯損傷後合併症

外側靭帯損傷に併発して起こる、早期、慢性の靭帯以外の続発症状があります。

1. 足根洞症候群

足関節外側の踵骨溝（Sulcus calcanei）と距

骨溝（Sulcus tali）により足根洞が構成されています。足根洞は、頸靱帯と距踵骨間靱帯により強固に固定されています。内反捻挫時に同部位を損傷すると、痛みが残ります。

この部位には神経終末が豊富で疼痛が残りやすく、初期治療の固定が内反位になると、疼痛が発症しやすくなります。そうなりますと、足根洞内に有痛性瘢痕が形成され、荷重できない状況に見舞われることになりかねません。したがって、初期キャスト固定の肢位が重要になります。前述のように、足関節を5°背屈でわずかに外反位で固定することが改めて重要になってきます。同部位に圧痛が残った場合には、副腎皮質ステロイド注射で治療します。難治性の場合には手術治療も行われます。

2. 距骨骨軟骨損傷

距骨骨軟骨損傷は、距骨外側ドームの中1/3の場所に発生しやすいといわれています。内反損傷時に外側ドームが外果に衝突し、剪断損傷を起こすためです。一方、内側ドームは後方1/3の部分に多いといわれています。

距骨骨軟骨損傷は初期には単純X線検査では診断できないことがほとんどです。長期に荷重できないときや疼痛が強い場合には、CT検査やMRI検査で精査すると、骨軟骨損傷病変が検査できます。

損傷した軟骨を修復するというコンセプトのもと、様々な治療方法があり、骨軟骨損傷の重症度や発生部位によって治療方法は異なります。

3. 足関節インピンジメント症候群

骨性および滑膜や繊維組織による軟部性のインピンジメント（挟み込み）です。靱帯不安定性が遷延し、次第に骨棘形成が起き、可動域制限を伴い最終可動域での疼痛が出現します。さらに骨棘周囲の関節内炎症で滑膜炎が生じ、この滑膜がインピンジするようになります。

症状としては、痛みや関節可動域の低下の訴え以外に、選手の多くが「踏み込めない」とか、「踏み込もうとすると、ずれるような感覚にな

る」ということが多いようです。骨棘形成と周囲の滑膜炎もあるために、骨棘がぶつかったり、滑膜刺激を起こしたりして疼痛が発生します。

骨棘は、ある程度大きくなれば単純X線検査でもわかりますが、CT検査のほうがより明瞭に描出されるのでCT検査を勧めます。骨性インピンジメント以外には軟部組織のインピンジメントもあり、そのなかにはメニスコイド病変とも呼ばれる病態も含まれています。

また病変の部位によって、大きくは前方と後方のインピンジメント症候群に分けて考えます。治療はヒアルロン酸や副腎皮質ステロイド注射を行って経過をみますが、運動時の痛みが改善しないときは関節鏡視下に骨棘切除を行います。

文　献

1) Golaó P, Vega J, de Leeuw PA, *et al*. Anatomy of the ankle ligaments : a pictorial essay. *Knee Surg Sports Traumatol Arthrosc*. 2010, 18(5) : 557-569.

2) van Dijk CN, Lim LS, Bossuyt PM, *et al*. Physical examination is sufficient for diagnosis of sprained ankles. *J Bone Joint Surg Br*. 1996, 78(6) : 958-962.

3) van Dijk CN. On Diagnostic Strategies in Patients with severe ankle sprain. Amsterdam : University of Amsterdam, 1994.

4) van Dijk CN, Molenaar AH, Cohen RH, *et al*. Value of arthrography after supination trauma of the ankle. *Skeletal Radiol*. 1998, 27(5) : 256-261.

5) Milz P, Milz S, Steinborn M, *et al*. Lateral ankle ligaments and tibiofibular syndesmosis. 13-MHz high-frequency sonography and MRI compared in 20 patients. *Acta Othrop Scand*. 1998, 69(1) : 51-55.

6) Cho JH, Lee DH, Song HK, *et al*. Value of stress ultrasound for the diagnosis of chronic ankle instability compared to manual anterior drawer test, stress radiography, magnetic resonance imaging, and arthroscopy. *Kee Surg Sports Traumatol Arthrosc*. 2016, 24(4) : 1022-1028.

7) Stiell IG, Greenberg GH, McKnight RD, *et al*. Decision rules for the use of radiography in acute ankle injuries. Refinement and prospective validation. *JAMA*. 1993, 269(9) : 1127-1132.

8) Pihlajamäki H, Hietaniemi K, Paavola M, *et al*. Sur-

gical versus functional treatment for acute ruptures of the lateral ligament complex of the ankle in young men：a randomized controlled trial. *J Bone Joint Surg Am*. 2010, 92(14)：2367-2374.

9) Takao M, Miyamoto W, Matsui K, *et al.* Functional treatment after surgical repair for acute lateral ligament disruption of the ankle in athletes. *Am J Sports Med*. 40(2)：447-451.

10) Kerkhoffs GM, Rowe BH, Assendelft WJ, *et al.* WITHDRAWN：Immobilisation and functional treatment for acute lateral ligament injuries in adults. *Cochrane Database Syst Rev*. 2013, 28(3)：CD003762.

11) Lamb SE, Marsh JL, Hutton JL, *et al.* Mechanical supports for acute, severe ankle sprain：a pragmatic, multicentre, randomised controlled trial.

Lancet. 2009, 373(9663)：575-581.

12) 橋本立子. 当科における新鮮足関節外側靱帯損傷の保存治療成績について（口演）. 第22回よこはまスポーツフォーラム. 2014.

13) Broström L. Sprained ankles. Ⅵ. Surgical treatment of "chronic" ligament ruptures. *Acta Chir Scand*. 1966, 132(5)：551-565.

14) Takao M, Matsui K, Stone JW, *et al.* Arthroscopic anterior talofibular ligament repair for lateral instability of ankle. *Knee Surg Sports Traumatol Arthrosc*. 2016, 24(4)：1003-1006.

15) Takao M, Oae K, Uchio Y, *et al.* Anatomical reconstruction of the lateral ligaments of the ankle with a gracilis autograft：a new technique using an interference fit anchoring system. *Am J Sports Med*. 2005, 33(6)：814-823.

Chapter 2 各種疾患のマネージメント・発生機序・病態・治療法

足関節・足部疾患

足関節骨軟骨損傷

KeyWords 離断性骨軟骨炎、骨軟骨障害、距骨

鹿毛　智文

> ★ **本章のポイント**
>
> 　足関節における軟骨および軟骨下骨障害のうち、自然発生的に生じたものを離断性骨軟骨炎、外傷により生じたものを骨軟骨障害と定義していますが、両者に形態学的・臨床的差異はなく、一般にはまとめて骨軟骨損傷と呼びます。骨軟骨損傷に先行して足関節捻挫などの受傷歴があることも多く、足関節捻挫受傷後2か月以上経過しても足関節痛が持続する場合、約半数の症例に骨軟骨損傷が認められます。
>
> 　足関節骨軟骨損傷は単純X線検査では診断することが難しく、MRI検査が最も有効な画像診断法となります。
>
> 　治療は、骨軟骨病変の有無や、内側病変か外側病変かによって保存療法か手術療法を選択します。早期復帰を希望するスポーツ選手の場合には、筋力低下などが問題となることがあるため、早期の手術療法を行うこともあります。

足関節骨軟骨損傷の病態

　足関節骨軟骨損傷は若年者に発生する稀な疾患とされてきましたが、近年の画像診断技術と疾患に対する認識の高まりから、日常診療においても比較的容易に診断されるようになってきました[1]。

　足関節における軟骨および軟骨下骨障害のうち、自然発生的に生じたものは離断性骨軟骨炎（osteochondritis dissecans）、外傷により生じたものは骨軟骨障害（osteochondral fracture）と定義されます。しかし、両者の間には形態学的にも臨床的にも差異はないため、一般には両者をまとめて骨軟骨損傷（osteochondral lesions）と呼ばれます。距骨滑車のどの部位にも生じ得ますが、多くは前外側部か後内側部に発症します[2]。

診　断

1. 既往歴

　足関節骨軟骨損傷の誘因としては、足関節捻挫などの先行する外傷があるといわれており、足関節捻挫などを起こした後も症状が残存するため、精査して初めて気づかれることも多いです。

　距骨骨軟骨損傷は足関節捻挫の6.5％以上に合併し、足関節捻挫受傷後2か月以上経過しても足関節痛が持続する足関節捻挫後遺残疼痛のうち、骨軟骨損傷が原因であるものが40〜54％存在するとされています[3]。また陳旧性足関節外側靱帯損傷の50％以上に合併し、足関節果部骨折患者の約70％に骨軟骨損傷がみられることも知られています[4]。

　ただ、全く外傷歴のない症例も存在し、その病因についてはいまだはっきりとはわかっていません。骨化障害、血流障害、塞栓、内分泌障

外側型病変

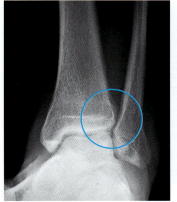

図1　足関節単純X線正面像
距骨外側に骨軟骨病変があるのがわかります．

内側型病変

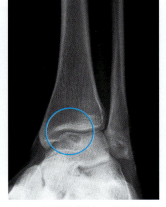

図2　足関節単純X線正面像
距骨内側に骨軟骨病変があるのがわかります．

内反ストレステスト

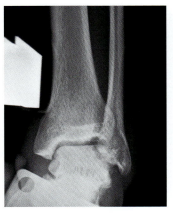

図3　足関節単純X線像（図1症例）

前方引き出しテスト

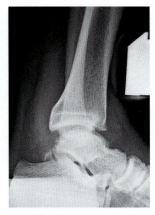

図4　足関節単純X線側面像（図1症例）

害などにより局所的な軟骨下骨の病的骨折が生じる結果、骨軟骨損傷に至る例もあります[2]。

2. 症状

受傷時には足関節の腫脹、疼痛、可動域制限などがありますが、内反損傷によって同時に足関節外側靱帯損傷や外果骨折を受傷していることもあり、距骨骨軟骨損傷由来の症状を見分けることは難しいです。

圧痛点については外側型では判別できることもありますが、内側型では距骨後方に位置するため判別できないことが多いです。

足関節外側靱帯損傷や骨折の治療後に、遺残性の疼痛を訴える場合には骨軟骨損傷を疑って、単純X線検査の再検やCT検査、MRI検査などの精査が必要です。

3. 画像診断

足関節骨軟骨損傷は、関節軟骨病変と軟骨下骨病変から構成されます。診断は画像検査によって行われますが、両者を同時に正確に診断できる方法はありません。よって、それぞれの

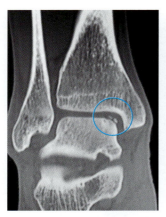
図5 足関節単純CT冠状断像
距骨内側に病変があります．単純X線では病変ははっきりとはかわかりませんでした．

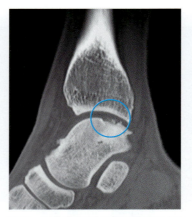
図6 足関節単純CT矢状断像（図5症例）
距骨後部に病変があるのがわかります．

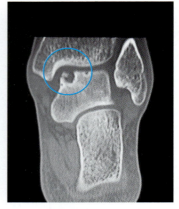
図7 足関節単純CT冠状断像（図2症例）
距骨内側に病変があり、軟骨下骨に囊腫（subchondral cyst）形成があります．

画像検査の利点と欠点を把握したうえで検査を行う必要があります．

1）単純X線検査

通常、最初に行われるのは単純X線検査ですが、単純X線検査によって軟骨病変を診断することはできません。ただし、軟骨下骨病変を伴う症例は診断可能なことがあります（図1・2）。また、骨軟骨損傷は距骨滑車の後部に発生することが多いため、足関節底屈位での撮影も追加して行うと、病変を描出できることがあります。足関節捻挫の既往がある症例では、ストレス撮影を行い、足関節不安定性の評価を行うことも必要です（図3・4）。

2）CT検査

CT検査により病変の位置、広がり、形状についての有用な情報が得られ、特に軟骨下骨囊腫（subchondral cyst）や母床の骨硬化像などの骨内病変を評価するのに有用です（図5・6・7）。

3）MRI検査

MRI検査は、病態を把握するうえで最も有効な画像診断法と考えられます。①本疾患の存在が強く疑われるものの、単純X線検査では確認できないときの確定診断法として、②骨軟骨病変の安定性を判断する方法として、③病変の治療後の経過を判断する方法として、の有用性が報告されています[5]。骨軟骨片と距骨母床部との間に形成される分界層が、T2強調像で帯状の低信号帯を示せば安定した病変を、高信号帯を示せば不安定病変（図8・9）[6]を示唆します。

4）関節鏡

軟骨面の病変を直視下に診断できる利点を有し、プロービングによって軟骨面の連続性や骨軟骨片の安定性や母床の状態などが確認できます。しかし、軟骨下骨病変は診断できないという欠点を有します。

4. 病期分類

Berndt（1959年）らが報告したBerndt & Harty分類[7]（図10）に、軟骨下骨囊腫を伴うstage Vを加えたScrantonらによる分類が最も汎用されています[8,9]。

治療

外傷により発症した急性期の症例でstage Ⅰ・Ⅱのすべてと、stage Ⅲの内側病変に対しては保存療法を選択するのが一般的です。外傷歴のない症例や慢性期症例でも同様にまず保存療法を行いますが、最終的に手術を行わざるを

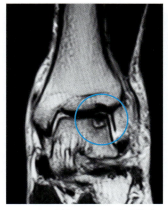

図8 足関節MRI T2強調像（図1症例）[6]
距骨外側病変に帯状の高信号帯があり、不安定病変を示唆します.

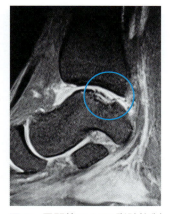

図9 足関節のMRI脂肪抑制像（図2症例）[6]
距骨後部病変に帯状の高信号帯があり、不安定病変を示唆します.

得ない場合も多いです。

保存療法の抵抗例やstage Ⅲの外側病変、およびstage Ⅳの症例は手術適応になります。早期復帰を希望するスポーツ選手の場合には、長期間の保存療法による筋力低下などが問題となることがあるため、早期の手術療法を勧めるとする報告[10]もあります。

1. 保存療法

約6週間の外固定と免荷（体重をかけない）を基本とした治療を行います。小児例や新鮮例では、保存療法による改善が期待できます。近年、ヒアルロン酸の関節内投与で症状改善が期待できるとの報告[11]もあります。

2. 手術療法

関節鏡下手術を基本とします。病態が多様であるため、直視下で手術を行うこともあります。

病態にもよりますが、鏡視下手術では骨軟骨片摘出術、母床搔爬術、骨穿孔術（ドリリング）、整復固定術などを行います。また、直視下手術では骨移植術、整復固定術、自家骨軟骨移植術（OATS）などを行います。若年者のスポーツ選手には、保存療法の延長としてまず侵襲の少ない関節鏡視下骨穿孔術を行うことが多いです[9]。

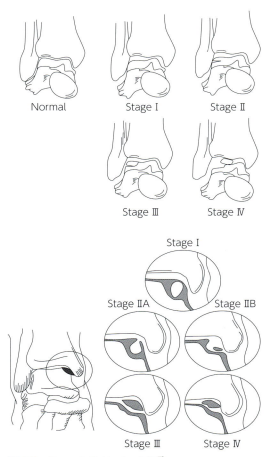

図10 Berndt & Harty 分類[7]

手術を必要とする stage Ⅲ・Ⅳ症例では、治療開始時期の遅れがその後の予後を左右するといわれており、早期診断、早期治療が重要です。

文　献

1) 熊井　司. 距骨骨軟骨損傷. 図説　足の臨床. 高倉義典, 他編. 改訂 3 版. メジカルビュー, 2010, p238-243.

2) 高尾昌人. 距骨骨軟骨損傷, 離断性骨軟骨炎. 新版スポーツ整形外科. 中嶋寛之監. 南江堂, 2011, p360-364.

3) Takao M, Uchio Y, Naito K, *et al*. Arthroscopic assessment for intra-articular disorders in residual ankle disability after sprain. *Am J Sports Med*. 2005, 33(5)：686-692.

4) Takao M, Ochi M, Uchio Y, *et al*. Osteochondral lesions of the talar dome associated with trauma. *Arthroscopy*. 2003, 19(10)：1061-1067.

5) Higashiyama I, Kumai T, Takakura Y, *et al*. Follow-up study of MRI for osteochondral lesion of the talus. *Foot Ankle Int*. 2000, 21(2)：127-133.

6) 熊井　司, 高倉義典, 中山正一郎, 他. 距骨滑車骨軟骨損傷の MR 画像について. *整形外科*. 1994, 45：1334-1340.

7) Berndt AL, Harty M. Transchondral fractures (osteochondritis dissecans) of the talus. *J Bone Joint Surg Am*. 1959, 41(A)：988-1020.

8) Badekas T, Takvorian M, Souras N, *et al*. Treatment principles for osteochondral lesions in foot and ankle. *Int Orthop*. 2013, 37(9)：1697-1706.

9) Scranton PE Jr, McDermott JE. Treatment of type V osteochondral lesions of the talus with ipsilateral knee osteochondral autografts. *Foot Ankle Int*. 2001, 22(5)：380-384.

10) Kumai T, Takakura Y, Higashiyama I, *et al*. Arthroscopic drilling for the treatment of osteochondral lesions of the talus. *J Bone Joint Surg Am*. 1999, 81(9)：1229-1235.

11) Mei-Dan O, Maoz G, Swartzon M, *et al*. Treatment of osteochondritis dissecans of the ankle with hyaluronic acid injections：a prospective study. *Foot Ankle Int*. 2008, 29(12)：1171-1178.

Chapter 2
各種疾患のマネージメント・発生機序・病態・治療法

足関節・足部

足関節骨棘

🔑 KeyWords　インピンジメント、足関節不安定性、骨棘骨折

鹿毛　智文

★本章のポイント

　足関節骨棘には、"footballer's ankle" の別名もあります。外側側副靱帯損傷後の足関節の不安定性によって、距骨の前方亜脱臼を引き起こし、脛骨と衝突することが要因のひとつといわれています。

　可動域制限や足関節運動時痛があり、骨棘部に圧痛と軽度の腫脹がみられます。足関節不安定性が骨棘発生の誘因ともなるため、足関節内反ストレステストおよび前方引き出しテストの単純X線像で不安定性を確認することが重要です。ただし、骨棘を確認できたとしても、その多くは無症状です。

　スポーツ活動を継続できればまずは保存療法を行いますが、可動域制限や痛みのためにスポーツ活動に支障をきたす場合には手術療法が適応となります。近年ではより低侵襲な関節鏡視下手術が行われます。

足関節骨棘とは

　足関節骨棘は、足関節脛骨下端前面、距骨頸部背側に生じる骨増殖性変化で、衝突性外骨腫（impingement exostoses）といわれます[1]。サッカー選手に多いことから "footballer's ankle" の別名もあります。

　骨棘は、足関節運動時に距骨と脛骨が衝突することで形成されます。外側側副靱帯損傷後の足関節の不安定性によって、距骨の前方亜脱臼を引き起こし、脛骨と衝突することが要因のひとつといわれています。また痛みの原因としては、骨棘による関節の損傷や二次的な滑膜炎が挙げられています。

症　状

　症状は可動域制限や足関節運動時痛であり、骨棘部に圧痛と軽度の腫脹がみられます。また、足関節背屈強制により疼痛が誘発されることも多いです。ダッシュ、ジャンプ、着地時に疼痛を訴えます。

診　断

　足関節単純X線側面像で脛骨下端前面、距骨頸部背側に骨棘を確認できれば診断できます（図1）。足関節背屈位での単純X線像で、衝突する様子が再現できます（図2）。足関節不安定性が骨棘発生の誘因とも考えられているため、足関節内反ストレステストおよび前方引き出しテストの単純X線像で不安定性を確認することも重要です（図3）。また、距腿関節の関節症性変化の有無を荷重位単純X線像で確認します。単純CT像や3D-CT像（図4）[2]では骨棘の大きさや局在を把握でき、術前検査として有用です。

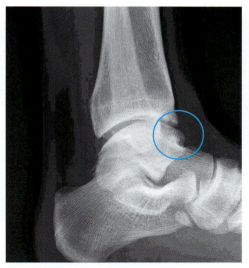

図1　足関節単純X線側面像
脛骨下端前縁、距骨頸部背側に骨棘形成があります．

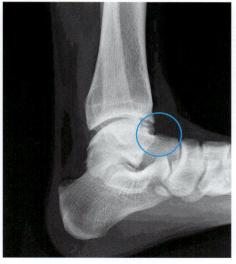

図2　足関節単純X線側面像（背屈位）
脛骨下端と距骨頸部が衝突する様子が再現できます．

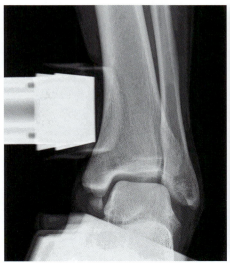
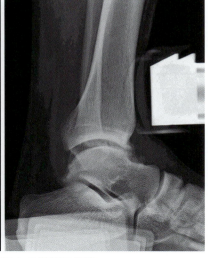

図3　足関節内反ストレス・前方引き出しテストの単純X線像
内反ストレステスト（左）と前方引き出しテスト（右）を行い、足関節外側側副靱帯の不安定性を確認します．

治　療

1. 保存療法

単純X線検査で骨棘を確認できたとしても、その多くが無症状です。足関節痛や背屈制限があっても、スポーツ活動を継続できる場合にはまず保存療法を行います。安静、鎮痛薬投与のほか、ストレッチ、アイシングを行います。足関節不安定性を抑えるため、また足関節の可動域を制限するために、テーピングやサポーターを使うこともあります。

2. 手術療法

保存療法で症状が改善せず、また可動域制限や痛みのためにスポーツ活動に支障をきたす場

Chapter 2　各種疾患のマネージメント・発生機序・病態・治療法

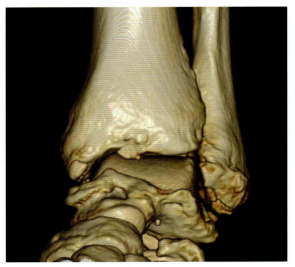

図4　足関節 3D-CT 像[2]
骨棘の局在・サイズを3次元的に捉えることができます．

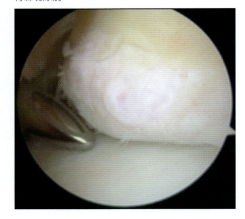

骨棘切除前

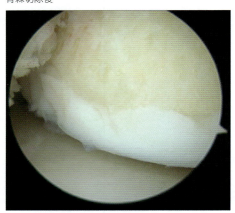

骨棘切除後

図5　脛骨骨棘の関節鏡像[3]
切除前：骨棘が形成されている様子がわかります．切除後：骨棘が切除されています．

合には、手術療法が適応となります。従来は関節切開による骨棘切除、骨片摘出、滑膜切除が行われてきましたが、近年ではより低侵襲な関節鏡視下手術が行われます（図5）[3]。関節鏡視下手術のほうが、関節切開術と比べて早期のスポーツ復帰が可能とされています[4]。

ただ、距骨前方の骨棘は関節鏡下で切除するのが難しいことがあり、部分的に切開して骨棘を切除したほうがよい場合もあります。術後の骨棘の再発は、長期経過で生じることが多いのですが、画像上の再発と臨床症状の相関はないといわれています[4,5]。

足関節の不安定性が強い場合には、骨棘の再発予防も含めて外側靱帯再建術を同時に行うこともあります。また、もともと足関節の不安定性がある症例では、骨棘形成したことで足関節が安定化している場合もあります。そうした症例では、骨棘切除によって足関節の不安定性が増強することもあるため、注意が必要です。

足関節骨棘骨折

骨棘形成のある足関節に捻挫などによる強い捻りが加わると、骨棘骨折を起こすこともあります（図6）。

骨折によって関節内血腫が貯まるため、関節は腫脹します。受傷機転は骨傷のない捻挫と同じであるため、注意深く画像診断を行う必要があります。骨棘形成がある場合には、関節内遊離体があることも多く、骨折との鑑別が難しいことがあります。その場合には、CTによる診

断が有用です（図7）。

治療は関節鏡視下に行い、遊離骨片に靱帯成分が付着しているかどうかを確認し、付着していない場合には骨棘の摘出を行います。

文　献

1) 篠原靖司．衝突性外骨腫．図説　足の臨床．改訂3版．高倉義典，他編．メジカルビュー．2010, p406-407.
2) 山口智志，熊井　司．衝突性外骨腫．新版　スポーツ整形外科．中嶋寛之監．南江堂．2011, p369-370.
3) Tol JL, Verheyen CP, van Dijk CN. Arthroscopic treatment of anterior impingement in the ankle. *J Bone Joint Surg Br*. 2001, 83(1)：9-13.
4) Scranton PE Jr, McDermott JE. Anterior tibiotalar spurs：a comparison of open versus arthroscopic debridement. *Foot Ankle*. 1992, 13(3)：125-129.
5) Coull R, Raffiq T, James LE, *et al*. Open treatment of anterior impingement of the ankle. *J Bone Joint Surg Br*. 2003, 85(4)：550-553.

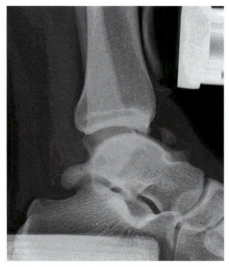

図6　骨棘骨折の足関節単純X線側面像
足関節前方に遊離した骨片があります．

正面像　　　　　　　　　　　　側面像

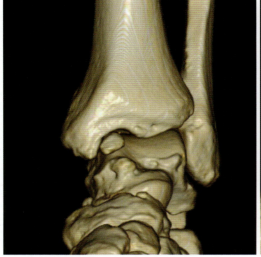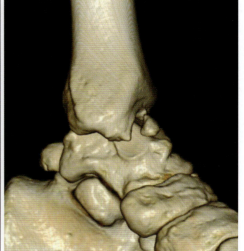

図7　骨棘骨折症例の足関節 3D-CT
正面像：足関節前方に骨折した骨棘が遊離しています．側面像：遊離した骨片は足関節内果の骨棘からの骨折であることがわかります．

Chapter 2 各種疾患のマネージメント・
発生機序・病態・治療法

足関節・足部疾患

ジョーンズ骨折

🔑 **KeyWords** 第5中足骨基部、疲労骨折、Torg分類、偽関節

山神　良太

★ **本章のポイント**

　ジョーンズ骨折は癒合や偽関節、癒合後の再骨折を生じ、しばしば難治性となることがあります。近年では、保存療法よりも手術療法のほうが骨癒合やスポーツへの早期復帰に有利であることから、多くの施設で手術療法が第一選択されます。しかし、手術後でも再骨折を含む骨癒合障害は10%程度あります。

　少しでも骨癒合を促進する目的で、手術の際に自家骨移植を併用する方法も提唱されていますが、どの種類のインプラントが内固定に適しているのか、全例に骨移植を行ったほうがよいかなどについては、今後の報告が待たれます。

　術後リハビリテーションは、スポーツ復帰と再発予防を目的に行います。スポーツ復帰までには術後3ヵ月を目標とします。

ジョーンズ骨折とは

　ジョーンズ骨折とは、第5中足骨基部に生じる骨折のひとつです。1902年にRobert Jonesが初めて報告[1]したことから、「ジョーンズ骨折」と呼ばれています。

　1993年にLawrenceら[2]は、第5中足骨基部骨折を部位により①結節部剥離骨折（zone 1）、②ジョーンズ骨折（zone 2）、③近位骨幹部骨折（zone 3）の3つに分類しました（図1）。正確には、②は前足部内転によって発生する基部–骨幹部間の急性型骨折、③は荷重負荷の反復によって発生する近位骨幹部の慢性型骨折ですが、解剖学的に、かつ単純X線像上も鑑別困難であること、骨折部位による治療・臨床成績に差がないことから、実際には②と③をジョーンズ骨折として扱うことが多いです。本章でも上記の②と③を併せて「ジョーンズ骨折」として扱います。

　第5中足骨基部は、第4中足骨や立方骨と靱帯や関節包で強く結合しているため、第5中足骨頭にかかる矢状面・冠状面の高い負荷が骨幹部を介して集中しやすいと考えられます。したがって、ジョーンズ骨折は直達外力ではなく、ピボットやカットといった動作中の前足部内転や、第5中足骨頭への繰り返しのストレスで生じる介達外力によって起こると考えられています[1]。

ジョーンズ骨折の危険因子

　ジョーンズ骨折発生の危険因子としては、内因的要因として下肢アライメント（内反膝、回外足、内反足）、下肢関節機能（股関節外転外旋機能不全、足関節外側支持機構の破綻）、外因的要因としてシューズ（足底外側の摩耗、スパイクの位置・形状・高さ）、グラウンドコンディション（サーフェイスの種類）が挙げられます。これらに加えて、サイドステップにおける足部外側荷重パターン、カット動作における外側ターンなどの動的要因が加わることで、ジョー

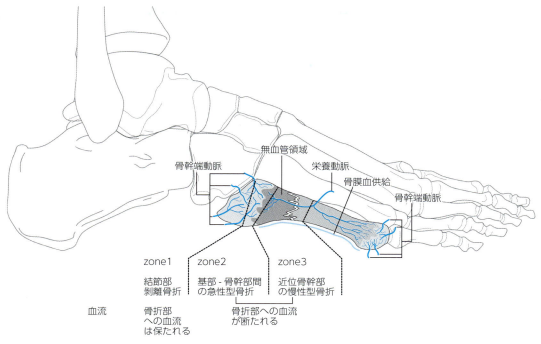

図1　第5中足骨基部の血流と骨折の分類
＊本章ではZone 2と3の骨折をジョーンズ骨折として扱う.

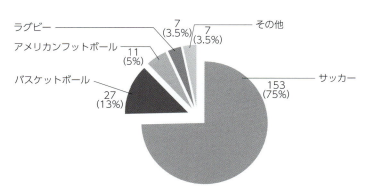

図2　ジョーンズ骨折の種目別頻度（2006～2015年；関東労災病院）

ンズ骨折が発生すると考えられています[3]）。

　以上のように本骨折はピボットやカット、サイドステップなどの動作を繰り返すスポーツで多くみられます。代表的なものとしてはサッカーやバスケットボールであり、国内外の報告でも特にサッカーで多いことが知られています[4]）。関東労災病院における過去10年間の手術症例205例（男性183例、女性22例）における統計では、発生年齢は平均18.9歳（14～49歳）でした。また種目別ではやはりサッカーが74.6％と最も多く、次いでバスケットボールが13.1％という頻度です（図2）。

ジョーンズ骨折の治療

　ジョーンズ骨折は、癒合や偽関節、癒合後の再骨折を生じ、しばしば難治性となることがあり、早期復帰を目指す競技者の障害となっているのが現状です。手術後の再骨折の割合は最近の文献[5,6]でも7.3〜12.0％と報告されています。近年では、外固定や免荷（体重をかけないこと）などの保存療法よりも、手術療法のほうが骨癒合やスポーツへの早期復帰に有利であるとわかってきた[7]ため、多くの施設で手術療法が第一選択とされており、関東労災病院でも原則的に手術療法を行っています。

　遷延治癒や偽関節が多い要因としては、骨折部への血流不全が挙げられます。zone 2やzone 3に骨折が生じると骨幹部からの血管が損傷され、この部位への血液供給が絶たれてしまうと考えられているからです[8]。少しでも骨癒合を促進する目的で、手術の際に自家骨移植を併用する方法も提唱されています[9]。しかし、どの種類のインプラントが内固定に適しているのか、また全例に骨移植を行ったほうがよいかなどについて現在のところ良質な前向き研究はなく結論は得られておらず、今後の報告が待たれるところです。

ジョーンズ骨折の症状・所見

　運動中、特にピボットやカット動作の際の足部外側の痛みで発症するものがほとんどです。病歴の聴取を詳しく行うと、発症以前より足部外側に痛みを感じていたということも多くあります。腫脹や発赤などの局所の炎症症状を呈することは稀で、局所の圧痛が唯一の所見であることも少なくありません。そのため、発症初期には見逃されることも多く、詳細な病歴の聴取から骨折の存在を疑うことが重要です。

　第5中足骨骨幹部基部の外側骨皮質に肥厚を伴うことから、外観の観察や触診にて同部位に硬い隆起がみられることもあります。

診　断

　単純X線像にて第5中足骨骨幹部基部の外側皮質に骨折線がみられ、多くのものに同部位に骨皮質肥厚や骨硬化像を伴います。先述のように、第5中足骨基部骨折の骨折部位はzone 1〜3に分類され、ジョーンズ骨折ではzone 2やzone 3に骨折線がみられます。Zone 2は基部〜骨幹部移行部、zone 3は近位骨幹部と定義されていますが、実際にはzone 2と3を区別することは困難なことも多々あります（図3）。

　Torgは、1984年に単純X線像による重症度分類[10]を提唱しました。Ⅰ型は急性型骨折で、骨折線が狭く、骨皮質肥厚や髄内骨硬化像がみられないもの、Ⅱ型は遷延治癒型で、骨折線が広く、骨皮質肥厚や髄内骨硬化像がみられるもの、Ⅲ型は偽関節型で、骨折線が広く、骨硬化により髄腔の完全な閉鎖がみられるもの、としました（図4）。

　TorgはⅢ型のみに手術療法を推奨しましたが、後発研究などからその他の型でも骨癒合不良症例がみられることがわかり、現在ではTorg分類のみでの予後予測は困難と考えられています。実際にわれわれも、Torg分類によらず手術療法を選択しています。

　少し話が逸れますが、第5中足骨基部骨折のうち結節部剝離骨折（zone 1）は、保存療法でも骨癒合が期待できる予後良好な骨折です（図5）。本邦では「下駄骨折」とも呼ばれています。図1に示したように、zone 1での骨折では血管損傷が生じないため、骨折部への血流が維持され、骨癒合が十分に生じると考えられます。

関東労災病院の治療

1. 保存療法

　われわれは手術療法を原則としていますが、単純X線像にて明瞭な骨折線がみられず、骨皮質の肥厚のみがみられ、症状は乏しく競技に支障の少ない症例もときにみられます。手術療法

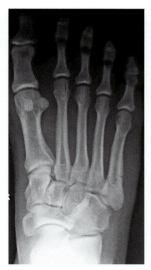

図3　骨折線の位置
骨折線は外側遠位から内側近位に走っており、骨折がzone 2か3かの判断に迷う．

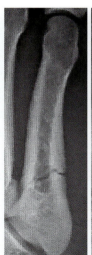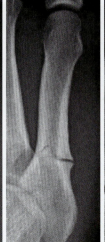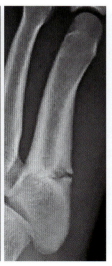

図4　Torg分類[11]
Ⅰ型：急性型骨折で、骨折線が狭く、骨皮質肥厚や髄内骨硬化像がみられないもの．
Ⅱ型：遷延治癒型で、骨折線が広く、骨皮質肥厚や髄内骨硬化像がみられるもの．
Ⅲ型：偽関節型で、骨折線が広く、骨硬化により髄腔の完全な閉鎖がみられるもの．

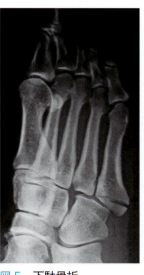

図5　下駄骨折
下駄骨折は骨折部での血流の破綻はみられないため、保存療法にて良好な骨癒合が期待できる．

からスポーツ復帰までには少なくとも約3か月を要するため、そのような症例では十分に患者と相談のうえ保存療法を選択することもあります．ただし、競技継続で難治性の骨折に移行する可能性もあるため、患者への十分な説明と注意深いフォローアップは必須と考えます．

保存療法としては、理学療法および装具療法（インソール）による内因的要因（下肢アライメント、下肢関節機能）の改善、足部外側への負担軽減があります．

2．手術療法

われわれは以前よりヘッドレススクリューによる内固定を行って[11]おり、インプラントにはアキュトラックスクリュー®（図6）を用いています．

このスクリューには近位と遠位で径と螺子のピッチが異なるという特徴があり、スクリュー挿入により骨片間の引き寄せが生じる構造となっています．また、症例ごとの骨髄腔径に応

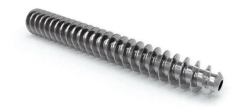

図6　体内固定用ねじの一例
（アキュトラックスクリュー®、提供：日本メディカルネクスト株式会社）

じて、可能な限り髄腔内占拠率が高くなる径のスクリューを選択することで、スクリュー挿入後の骨の剛性を高め、再骨折予防の効果を期待できると考えています．このため、手術にて挿入したスクリューの抜去は行っていません．

以前はこのスクリューによる内固定単独で治療を行っていましたが、再骨折や骨癒合障害が28％程度みられたことから、骨癒合促進の目的で2007年からは自家骨移植を追加するように

なりました。自家骨移植は、開始当初は腸骨からの採骨を行っていましたが、術後の採骨部痛などの患者負担を減らす目的で、2010年からは同側の腓骨から採骨を行うようになり、さらに2015年からは第5中足骨基部からの採骨を行っています。

採骨開始以降の骨癒合障害（偽関節、再骨折）は7〜10％程度で、採骨部位による差はみられていません（図7）。そのため現在は、スクリュー固定と第5中足骨基部からの骨移植の併用を標準の手術法としています（図8・9・10）。

3．術後リハビリテーション

ジョーンズ骨折の術後リハビリテーションの目的は、スポーツへの早期復帰と骨折の再発予防にあります。関東労災病院スポーツ整形外科のおおよそのプログラムを表1[12]に示します。スポーツ復帰は通常、術後12週以降を目標としています。

術直後は前足部への荷重を避けるよう踵荷重での歩行から開始し、その後、徐々に前足部荷

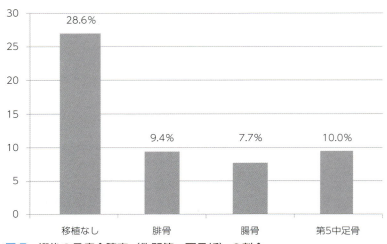

図7　術後の骨癒合障害（偽関節・再骨折）の割合
自家骨移植開始後は、骨癒合障害は減少している．移植骨の採取場所による骨癒合障害の割合には有意な差はみられていない．

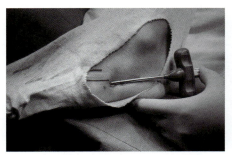

図8　骨生検針にて採骨をしているところ
骨生検針を第5中足骨の骨軸に沿って刺入する．

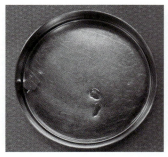

図9　採骨された局所の骨髄

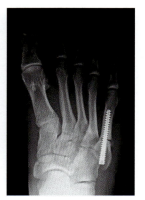

図10　手術直後の単純X線像

表1 関東労災病院のリハビリテーションプログラム[12]

術後1日〜	踵荷重での歩行 足関節可動域訓練 自転車エルゴメーター（踵部をペダルに乗せる）
術後1週間〜	全荷重での歩行（可及的な前足部荷重） 自転車エルゴメーター（前足部をペダルに乗せる）
術後3週間〜	ヒールレイズ（内側荷重） 腓骨筋筋力訓練
術後6週間〜	ジョギング開始（単純X線にて架橋仮骨形成あれば）
術後8週間〜	ランニング
術後10週間〜	ダッシュ ステップ動作
術後12週間〜	スポーツ復帰（単純X線にて骨癒合あれば）

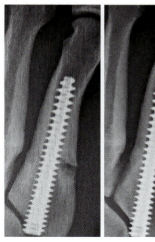

図11 図10症例の術後単純X線像
左：術後5週で骨折部の間隙の陰影濃度の上昇がみられ、架橋仮骨の形成が示唆される．
右：術後12週．完全な骨癒合が得られた．

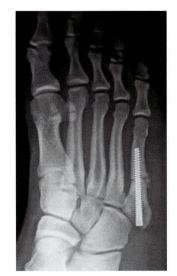

図12 術後再骨折した症例
スクリューの折損はなく、再度スポーツを休止し、保存的に経過をみた結果、最終的には骨癒合が得られた．

重を開始します．単純X線検査で架橋仮骨形成（図11）がみられればジョギングを開始，骨癒合がみられればスポーツ復帰を許可していきます．並行して，ジョーンズ骨折再発の予防を目的に，第5中足骨遠位端への荷重を減じるための可動域訓練および筋力訓練を積極的に行い，ステップやカット動作の際に足部外側への負荷を小さくする運動の学習やテーピング，足底板

の調整についても十分に行うよう努めています[12]．

4．治療成績

関東労災病院の過去2年間の治療成績を調査したところ，架橋仮骨形成が術後平均5.3週，骨癒合が術後平均10.8週にみられ，スポーツ復帰を許可した時期は術後平均13.2週でした．再骨折（図12）・偽関節・骨癒合の遷延を含めた骨癒合障害が10.1％でみられましたが，いずれの症例も保存療法にて癒合が得られました．

文　献

1) Jones R. Fracture of the base of the fifth metatarsal bone by indirect violence. *Ann Surg*. 1902：35(6)：697-700.
2) Lawrence SJ, Botte MJ. Jones' fractures and related fractures of the proximal fifth metatarsal. *Foot Ankle*. 1993，14(6)：358-65.
3) 鈴川仁人．特集，予防としてのスポーツ医学：スポーツ外傷・障害とその予防・再発予防．第5中足骨疲労骨折予防のためのトレーニング法．*臨スポーツ医*．2008，25(臨)：303-310．
4) Ekstrand J, Torstveit MK. Stress fractures in elite male football players. *Scand J Med Sci Sports*. 2012, 22(3)：341-346.

5) Lareau CR, Hsu AR, Anderson RB. Return to play in national football league players after operative Jones fracture treatment. *Foot Ankle Int.* 2016, 37（1）：8-16.

6) Granata JD, Berlet GC, Philbin TM, *et al.* Failed surgical management of acute proximal fifth metatarsal（Jones）fractures：a retrospective case series and literature review. *Foot Ankle* Spec. 2015, 8（6）：454-459.

7) Japjec M, Starešinić M, Starjački M, *et al.* Treatment of proximal fifth metatarsal bone fractures in athletes. *Injury.* 2015, 46（Suppl 6）：S134-136.

8) Smith JW, Arnoczky SP, Hersh A. The intraosseous blood supply of the fifth metatarsal：implications for proximal fracture healing. *Foot Ankle.* 1992, 13（3）：143-152.

9) Tsukada S, Ikeda H, Seki Y, *et al.* Intramedullary screw fixation with bone autografting to treat proximal fifth metatarsal metaphyseal-diaphyseal fracture in athletes：a case series. *Sports Med Arthrosc Rehabil Ther Technol.* 2012, 4（1）：25

10) Torg JS, Balduini FC, Zelko RR, *et al.* Fractures of the base of the fifth metatarsal distal to the tuberosity. Classification and guidelines for non-surgical and surgical management. *J Bone Joint Surg Am.* 1984, 66（2）：209-214.

11) 武冨修治, 内山英司, 岩噌弘志, *他.* 第5中足骨基部疲労骨折に対する圧迫調整固定用スクリューを用いた手術成績. *日臨スポーツ医会誌.* 2009, 17（3）：535-541.

12) 園部俊晴, 今屋健, 勝木秀治. スポーツ外傷・障害に対する術後のリハビリテーション. 第3版. 運動と医学の出版社, 2010, p408-420.

Chapter 2 各種疾患のマネージメント・発生機序・病態・治療法

その他

肉離れ

🔑 **KeyWords** 　3徴候、治療・リハビリテーション、eccentric contraction

後藤　秀隆

★本章のポイント

　肉離れは、幼少期にはほとんど生じません。骨格筋の完成する成長期以降の負荷の増大が大きな原因といえます。損傷部位としては下肢が圧倒的に多く、筋肉別ではハムストリング、下腿三頭筋、大腿四頭筋、股関節内転筋で、98.7％を占めます。

　主訴として圧痛、収縮痛、ストレッチ痛、筋力低下などがありますが、打撲などの外的要因なしに痛みが発生している場合、ストレッチ痛・収縮痛・圧痛の3徴候があれば「肉離れ」を疑います。受傷機転、圧痛部位、画像所見などと併せると、診断はさほど難しくありません。

　肉離れに対しては、基本的な応急処置であるPRICE処置を初期治療として行い、薬物投与・リハビリテーションを状況により考慮します。

肉離れとは

　肉離れとは、自家筋力による強力な筋収縮、または拮抗筋の収縮や体勢による負荷がそれに加わった結果、筋線維に遠心性収縮（eccentric contraction：伸張性収縮）が生じることによって、筋線維の引っ張り強度以上の外力が加わり、筋線維の断裂あるいは部分断裂を起こすことをいいます。英語では「muscle strain」といわれ、筋肉の強い緊張による外傷を意味します。

　幼少期には肉離れはほとんど生じません。幼少児は過度の筋収縮を行えるだけの筋肉を持ちませんから、やはり骨格筋の完成する成長期以降の負荷の増大が大きな原因といえます。また、成長期以降には柔軟性の低下や負荷の程度が上がり、かつ個人差も大きくなることも一因です。

疫　学

　武田ら[1]の報告によれば、肉離れには性差があり、男性7に対して女性は3で、平均年齢は

男女とも22歳前後となっています。また受傷競技別にみると、男性はサッカー、陸上競技、野球の順で、女性では陸上競技、バスケットボール、バレーボールの順となっています。

　損傷部位としては、下肢が圧倒的に多く96.2％、体幹2.4％、上肢1.4％です。筋肉別では、ハムストリングが最も多く、そのほか下腿三頭筋、大腿四頭筋、股関節内転筋で、これらの下肢筋の98.7％を占めます。

　若年者ではハムストリングが多く、年齢層が高くなる（30歳以上）と下腿三頭筋が増えますが、10代でも15歳未満と15歳以上では後者が5倍多くなっています。スポーツ活動を行う児童を対象とした、柔軟性に関する鳥居ら[2]の報告によれば、柔軟性は最大成長期に低下します。

肉離れの原因

　肉離れの特徴として、

① 2関節筋に起きる

② エキセントリックな負荷がかかったときに起きる

⑪ 肉離れ

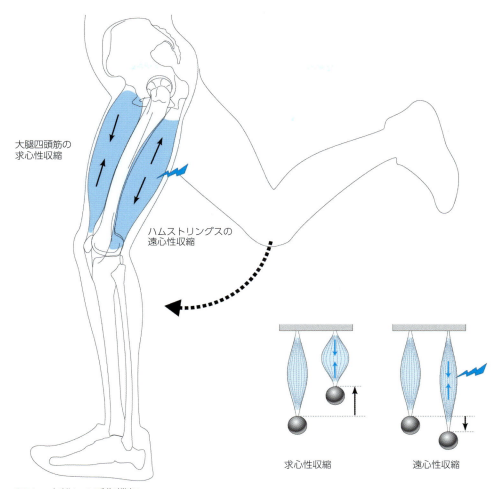

図1　肉離れの受傷機転
後ろに跳ね上げられた一方の下肢が前に引き戻され、再び接地する間際では、拮抗筋である大腿四頭筋の求心性収縮により、ハムストリングは収縮しながら伸ばされる（遠心性収縮）．

③ 筋腱移行部に多く起きる
④ 羽状筋に多く起きる
⑤ 再発を繰り返すことがある
を挙げることができます．

　羽状筋は、鳥の羽のように筋線維が少し傾いて斜めに走っている筋肉です。各筋線維が紡錘状筋（平行筋）に比べて短く、多くの筋線維が詰まっているため大きな力を発揮するのに有利です。これに対して紡錘状筋は、筋線維がそれぞれ平行に長軸方向に走っていて中央部分が太くなっている筋肉です。筋線維は羽状筋に比べて長く、1本1本の筋線維が縮む距離と筋全体の縮む距離とが同じということで、移動距離が大きくなります。

　つまり、紡錘状筋がスピード性に優れているのに対して、羽状筋には、スピードは出ないけれども力は出せるという特徴があります。羽状筋に肉離れが多いのは、こうした特徴によります。

1. 受傷機転

　筋肉が、遠心性収縮（筋腱が収縮しながら伸ばされる）すると肉離れが発生します（図1）。遠心性収縮とは、筋長は長くなりながらも収縮する動きをいい、筋張力が抵抗より小さいとき

169

に生じます。これに対し求心性収縮とは、筋長が短くなりながら収縮する動きで、抵抗に打ち勝つ張力を発生します。

Heiderscheit[3]は、ハムストリングの肉離れに関して、最大速度での走行による損傷をスプリントタイプ（自動型）、倒れ込みなどによる膝の過伸展、股関節の屈曲による過伸張損傷をストレッチタイプ（他動型）に分類しています。

スプリントタイプでは大腿二頭筋長頭、ストレッチタイプでは半膜様筋の受傷が多くなります。ストレッチタイプでは付着部の損傷も多くみられますが、これらの受傷機転は、他の筋肉（股関節内転筋やスキーでの腓腹筋など）にも当てはまると考えられます。

2. 肉離れを起こしやすい競技・動作

陸上競技をはじめ、ダッシュやジャンプなど爆発的なエネルギーを必要とするとき、テニスやバドミントンなどフットワークのターン・切り返しなどの、急激な方向転換をした際に多く起こります。

典型的な損傷部位が競技別に報告されています[1]。それによれば、陸上短距離走・跳躍系ではハムストリング、陸上長距離走では下腿三頭筋、サッカーでは大腿直筋や股関節内転筋、テニス・バドミントン・剣道では下腿三頭筋です。そのほかバレーボール・体操では腹直筋、スキーでは腓腹筋が多くなっています。

3. 肉離れの要因

ハムストリングの肉離れの要因に関して、池野[4]やAgre[5]など諸家の報告から以下の点が挙げられます。

① 筋肉の伸展性・柔軟性の低下
② 筋肉の疲労、筋力の低下
③ 左右の筋力の不均衡
④ H（ハムストリング筋力）/Q（大腿四頭筋筋力）比の比較 → Qが強い
⑤ ウォームアップとストレッチ不足
⑥ 収縮における協調性の低下
⑦ ランニングフォームが悪い

⑧ 前回受傷時のリハビリテーション不足

こうした要因についても、ハムストリングだけでなく他の筋肉の肉離れに当てはまるといえます。

また仁賀[6]は、サッカー選手が足関節の捻挫などが治癒していない状態で、それをかばいながらプレーすることで、同側あるいは反対側の筋腱損傷をきたしやすいことを示唆しています。

4. 筋線維の損傷実験と組織学的回復

動物における筋肉の引張り試験では、筋線維損傷は強度的に脆弱な筋腱移行部で生じます。これに対し、スポーツでの肉離れは、様々な方向のストレスや筋自体の収縮も加わるため、単純引張り試験とは異なり様々な位置で損傷をきたします[7]。

一方、回復に関しては、組織学的には筋線維は損傷12時間後に再生が始まり、72時間後には再生線維が形成されていきます。1週間後には損傷前の筋線維の直径の1/2まで増大し、1か月以内には再生が完了するといわれています[8]。しかし、腱は血管新生に乏しいため他の結合組織と比較し修復が相対的に遅く、損傷後数日間の炎症期、数週間の増殖期、数か月間の成熟期を経て、損傷組織が機能的な強度に近づくには数年間かかるといわれます[9]。したがって、奥脇[10]分類II型の筋腱移行部の損傷は腱損傷に類似するため、スポーツ復帰までの期間が長くなると考えられます。

診　断

1. 臨床診断

肉離れの主訴として、①圧痛、②収縮痛、③ストレッチ痛、④筋力低下、⑤受傷部位の腫脹緊満感、などがあります。特に打撲などの外的要因なしに痛みが発生している場合、ストレッチ痛（図2）・収縮痛・圧痛の3徴候があれば「肉離れ」を疑います。受傷機転、圧痛部位、画像所見などと併せると、診断はさほど難しくありません。

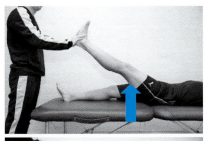
(ハムストリング)

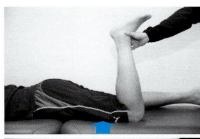
(大腿四頭筋)

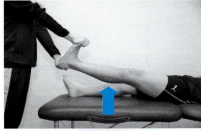
(腓腹筋)

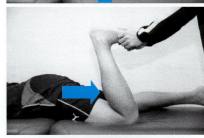
(ヒラメ筋)

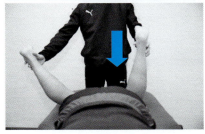
(外旋筋)

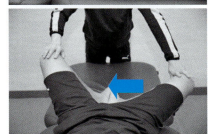
(内転筋)

図2　ストレッチ痛のチェック（左が患側）

表1　肉離れの重症度分類

	初期症状（歩行）	疼痛	関節可動域	抵抗可の可動域
1度	正常歩行可	軽度	正常	可
2度	正常ではないが可	中等度	制限あり	制限あり
3度	不可	重度	伸展あるいは屈曲不能	不可

　ただし、このようなチェックは症状を増悪させる可能性があるため、愛護的に行う必要があります。奥脇分類Ⅲ型の肉離れでは、張力がかからないため健側よりもストレッチ域が広範囲になる場合もあります。

2. 肉離れの重症度分類

　河野[11]は、大腿直筋の肉離れは臨床症状からある程度判定可能としています。肉離れは大半が下肢に起こりますので、歩行状態などから判断します。

　表1は、肉離れの重症度分類です。検査までのおおよその重症度判断のほか、医療機関を受診しない人も多いため、簡便な判定としても有用です。

3. 画像診断と重症度

1）MRI検査

　MRIの普及で格段に診断・治療が進み、近年は超音波エコー診断も有用となってきました。

　MRI所見により重症度分類（表2）・治療方針の決定も可能であり、予後の評価などにもつ

表2 BoutinのMRI所見を用いた重症度分類[14]

Ⅰ度	筋腱接合部に出血・浮腫を脂肪抑制T2強調画像、およびSTIR像で高信号として認める。 信号変化は筋繊維に沿って鳥の羽（feathery appearance）のようにみられる。 筋腹や筋束周囲に、「rim sign」といわれる筋表面の液体貯留がみられる。
Ⅱ度	損傷部位に広がる血腫や浮腫を認める。特に筋腱移行部にみられる血腫は、このⅡ度の損傷に特徴的である。
Ⅲ度	筋腱接合部の完全断裂を認め、血腫や特に筋肉の収縮を認める。

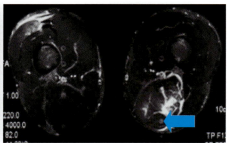

BoutinはMRI所見で重症度分類している．

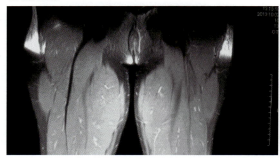
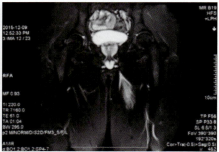

図3 肉離れの診断に有用なMRI検査

ながります。

　病変の描出には、STIR（Short Tau inversion recovery）T2 fast spin echo、脂肪抑制T2が優れており、高信号として描出されます。またT2強調画像、proton強調画像から腱の連続性などが確認できます（図3）。

　奥脇[10]は、損傷部位と形態からハムストリング肉離れを分類（表3）し、それぞれの治療方針および競技復帰の見込みを示しています。ハムストリング以外の筋の肉離れにもこの分類は有用で、復帰の目安ともなります。

　紡錘状筋（大腿直筋、半腱様筋、ヒラメ筋など）ではⅠ型、筋内腱の長い羽状筋（大腿二頭筋、腓腹筋など）ではⅡ型を呈しやすく、またⅠ型・Ⅱ型の頻度は同程度で、Ⅲ型は数％とわずかです。

　Ⅰ型では、出血によって筋の内圧が上昇して痛みを誘発しますが、筋機能にはほとんど影響

表3 奥脇の重症度分類[10]

Type	損傷部位	受傷時の本人の感覚	復　帰
Ⅰ型	微小出血：血管の損傷で筋腱に損傷なし	何かが動いた感じ	1～2週
Ⅱ型	腱膜損傷：筋腱移行部損傷	ピリッと来た	約6週
Ⅲ型	腱断裂：腱断裂、腱付着部の裂離	バン、と蹴られた感じ	主に手術後数か月

（文献14より引用改変）

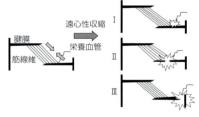

（文献14より引用改変）

しません。このため早期復帰が見込めます。また、内圧が上がるまで自覚症状がないためか、受傷機転が不明なこともあります。

Ⅱ型では、筋腱に移行部の破綻による機能的な障害がみられ、この筋腱移行部の修復状況が治癒期間に影響します。回復状況からは筋組織よりも腱組織に似ており、Ⅰ型に比べて時間を要します。

Ⅲ型では、腱付着部あるいはその近辺の損傷により筋の機能は著しく損なわれます。修復には長期間を要することが多く、手術が必要となることが多いです。

なお、仁賀ら[6]は、奥脇分類に当てはまらない肉離れ（Ⅰ型だが筋肉の部分断裂があるもの、Ⅲ型で筋腱の短縮のないものなど）の形態もあり、予後判定や治療方針の確立などのためには、さらに細かく分類する必要があると指摘しています。

2) 超音波エコー検査

超音波エコー検査の特徴は、MRI検査と比較し、現場に機器を持参することも可能な手軽さと費用の安価さにあります。プローブ（探触子）

表4 日下らの重症度分類[12]

重症度	画像所見	復帰見込み
Ⅰ	正常（臨床所見のみ）	2週間
Ⅱ	高エコー	2～4週間
Ⅲa	血腫の長径が50 mm以下	4週以降
Ⅲb	血腫の長径が50～100 mm	6週以降
Ⅲc	血腫の長径が100 mm以上	6週以降

の改良が進み解像度の高い超音波検査も登場し、現場における重要性は増しています。

超音波エラストグラフィにより筋の硬さも客観的に評価できるため、肉離れなどの障害予防にもつながることが期待されています。

損傷部位は高エコー像で、筋膜・筋内腱の断裂、不整などを示します。また血腫は低エコー像ですが、発生初期や治癒過程では多彩なエコー像を示します。

日下ら[12]は、超音波エコー像を用いた重症度分類（表4）を報告しています。またスポーツ復帰には関節可動域の改善、筋力の回復と高エコー像の減少あるいは消失、血腫の消失をもって治癒判定としています[13]。

Chapter 2　各種疾患のマネージメント・発生機序・病態・治療法

肉離れ症例

以下に自験例を紹介します。

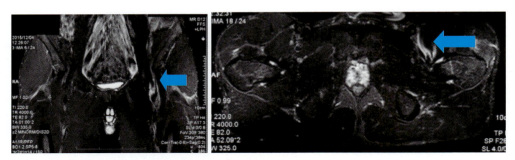

症例1　左腸腰筋肉離れ（奥脇Ⅰ型）：24歳男性　サッカー
相手と競り合って股関節屈曲位で踏ん張り受傷．4週間で競技復帰．

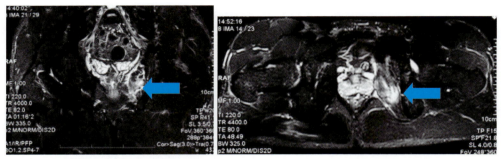

症例2　左内閉鎖筋肉離れ（奥脇Ⅰ型）：35歳男性　サッカー
右足でパスした後、左側から相手に接触を受けて軸足の左股関節を内旋強制された．3週間で競技復帰．

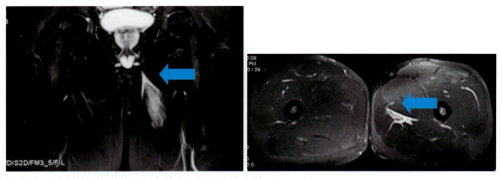

症例3　左大内転筋肉離れ（奥脇Ⅰ型）：29歳男性　サッカー
守備で、相手の動きについていって左脚でターンしたときに受傷．2週間で競技復帰．

MRI

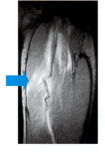
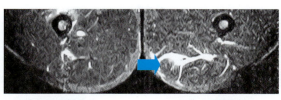

受傷時　　　　　　　　　　　　　　　　　　　　　　　　　　　　　受傷時

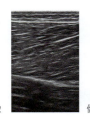
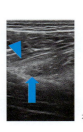
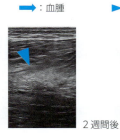
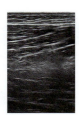

受傷時　　　　　　　2週間後　　　　　　　6週間後

血腫が減少し、腱膜の連続性、たわみの改善を認めます．

超音波エコー像　　　　　　　　　　➡：血腫　　▶：高エコー像

長軸像　　　健側　　　初診時　　　2週間後　　　6週間後

血腫や高エコー像が減少し、筋膜の不整も改善しています．

症例4　左半膜様筋腱肉離れ（奥脇Ⅱ型・日下Ⅲa型）：22歳男性　ラグビー
ラグビーの試合中に前屈位の状態で相手に上から乗られ受傷．8週間で競技復帰．

Chapter 2　各種疾患のマネージメント・発生機序・病態・治療法

受傷4年前

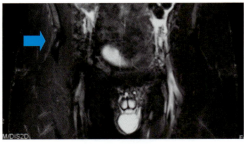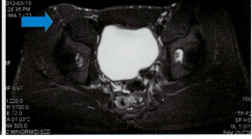

受傷時：直頭腱が下前腸骨棘より裂離

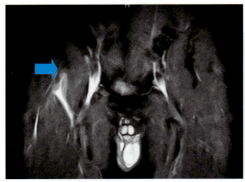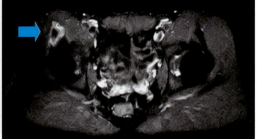

保存治療で改善せず、修復術施行．

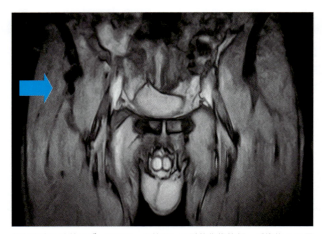

保存治療で改善せず、アンカーを使用して腱修復術施行．手術後4か月で腱の連続性確認．手術後6か月で復帰．

症例5　右大腿直筋肉離れ（奥脇Ⅲ型：直頭損傷）：35歳男性　サッカー
右脚ロングキックで受傷．大腿四頭筋のなかで唯一の2関節筋である直頭／反転頭（反回頭）の近位断裂．受傷の4年前に，他部位の障害でMRI検査した際に右大腿直筋の直頭腱変性を指摘されていた（症状なし）．

肉離れ

受傷時

6 週後

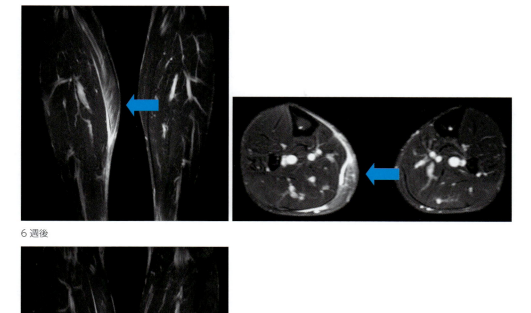

腱膜の肥厚を認める．

症例 6　右下腿三頭筋（腓腹筋内側頭）肉離れ（奥脇Ⅱ型）：31 歳男性　サッカー
1883 年に Powell[15] が報告したいわゆる「テニスレッグ」症例．後方に下がって前方にダッシュしようとした際に受傷．7 週間で競技復帰．

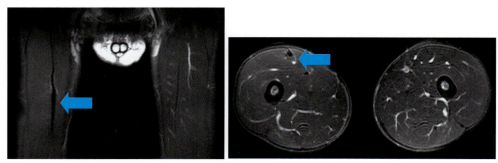

症例 7　右大腿直筋肉離れ後瘢痕：18 歳男性　サッカー
肉離れ後に瘢痕化し永続的にしこりが残存する（症状は特になし）．

Chapter 2　各種疾患のマネージメント・発生機序・病態・治療法

治　療

スポーツ現場では、選手はもちろんのこと、それをサポートするスタッフにとっても損傷の評価、治療の指標は非常に重要です。再発リスクもあり、場合によっては契約など選手生命へも影響します。また、サポートスタッフにとっても責任問題が生じる可能性があります。

MRI や超音波エコーなどの検査設備は施設によっては十分でない場合もあり、またその診断において明確な指標もない場合もあり、難しい判断を要求されることが多いと思われます。

1. PRICE 処置

まず焦らずに症状を確認し、様々なスポーツ障害の基本的な応急処置である PRICE 処置（Protect：保護、Rest：安静、Ice：アイシング、Compression：圧迫、Elevation：挙上）を初期治療として行います。アイシングは、圧痛の一番強い箇所に行います。肉離れの場合には、受傷筋腱に緊張をかけずにリラックスした状態で行います。例えばハムストリング肉離れの場合、膝伸展位での挙上では患部に緊張がかかり、症状を増悪させる可能性があるため、膝を屈曲位にするなど安静時の肢位には工夫が必要です。また、緊張のかからない肢位に固定すると、どうしても筋腱の短縮・拘縮が生じますので、その後のリハビリテーションの際に注意が必要です。

初期の 48 時間は PRICE を中心にして治療を行い、痛みと腫脹が落ち着いたところ（安静時に強い痛みがなくなるのが目安）で徐々にストレッチを開始していきます。

しかし、早期のストレッチ開始が患部修復を妨げ、あるいは痛みを誘発して回復を遅らせることがあるため、患部の状態をみながら慎重に行います。

また受傷後に肉離れと判断したら、よほどのことがない限り運動は中止とします。運動を中止し、痛みを軽減することで血圧の低下・血流減少にもつながります。一般に、内出血が少ないほうが競技復帰への期間も短いため、初期の素早い対応が重要です。

山元ら[16]は、ハムストリングの奥脇分類Ⅰ型の肉離れで初期の血腫の大きい例ほど復帰時期が遅れることから、血腫の大きさを最小限にすることが重要と指摘しています。

2. 投薬

鎮痛薬として、非ステロイド抗炎症薬（NSAIDs）が処方されるケースが多いです。NSAIDs は、鎮痛だけでなく損傷からの治癒過程である組織反応の改善、および浮腫の改善に効果が認められています[17]。

3. リハビリテーション

1）基本原則

リハビリテーションの基本原則は、以下のとおりです。

① 小さいものから大きなものへ
② ゆっくりのものから速いものへ
③ 開放運動連鎖（OKC）から閉鎖運動閉鎖（CKC）へ
④ 局所的なものから機能的なものへ
⑤ 目指す運動の行程全体に対して行う
⑥ 簡単なものから複雑なものへ

このなかで、OKC とは Open Kinetic Chain のことで、レッグエクステンションなどがそれに当たります。また CKC は Closed Kinetic Chain のことで、スクワットなどになります。一般に、CKC のほうが OKC よりも負荷が高くなります。

この原則に沿ってリハビリテーションを行いますが、肉離れは羽状筋に多く発生します。羽状筋の特徴として、収縮に伴い筋が短縮位になると筋が持つ羽状角が大きくなり、筋短縮域の緊張力が発揮しにくくなります。したがって、トレーニングは短縮位にならない肢位で行うべきです。また共同筋がある場合は、共同筋も出力を出せる肢位から始めたほうが安全です。

筋力の点からも、isometric（等尺性）な筋収縮で筋の負荷許容量を確保してから、concen-

178

表5 リハビリテーションのステージとそのリスクおよび運動負荷

1	応急処置	PRICE など
2	炎症コントロール期	二次障害に留意しながら解剖学的機能回復
3	身体機能回復期	リスクを抑えながら柔軟性・筋力回復
4	運動機能回復期	ランニング、ジャンプなど基本的運動機能獲得
5	競技特異性回復期	競技に特異的な運動・体力的回復

tric（求心性筋収縮）、eccentric（遠心性筋収縮）な筋収縮へと以降していくことが重要です[18]。

2）リハビリテーションの実際

松田ら[19]はリハビリテーションを以下の5ステージに分け、ステージごとにリスクと運動負荷を調節する方法を提案しています（表5）。

ステージ1：傷めた筋肉は放っておくと柔軟性が低下しますので、ストレッチを少しずつ行い、ストレッチ痛がなくなったら筋力訓練を開始します。

ステージ2：isometric 筋力訓練。まずは傷めた筋肉に過度の緊張がかからないように筋力訓練していきます。

ステージ3：concentric 筋力訓練。isometric 筋力訓練が問題なければconcentric 筋力訓練を行います（バーベルを挙げる、腹筋運動で体を起こすなど）。

明確な指標はないのですが、eccentric 筋力訓練を始める、あるいは復帰を考慮するに当たり、concentric の徒手筋力テスト（MMT）は5（Normal）を満たすのが安全です。例えば、内側ハムストリングは下腿内旋位、外側ハムストリングなら下腿外旋位で最大抵抗を加えても膝屈曲最終位（約90度）を保持できる、あるいは腓腹筋（膝伸展位）・ヒラメ筋（膝屈曲位）片脚で連続20回以上ヒールレイズできる、などです。

ステージ4：eccentric 筋力訓練・concentric 筋力訓練が進んできたら、次は緊張をかけながらの筋力訓練を行います（バーベルをゆっくり戻す、腹筋運動で体をゆっくり下ろすなど）。

ステージ5：各種疼痛（ストレッチ痛、圧痛、収縮痛）なく、eccentric 筋力訓練ができるようになったら、復帰に向けた運動を開始します。方向も回旋を加えるなど、実際のスポーツ動作を想定して行います[19]。復帰後数週間は、再発予防のため注意深いチェックとケアが必要です。

特殊治療

1. 高気圧酸素療法

高気圧酸素療法（HBO：Hyperbaric Oxygen Therapy）とは、2気圧以上・1時間以上の条件下で、酸素吸入をする治療です[20]。1.3気圧程度までの空気加圧である「酸素カプセル」と混同されることがありますが、「筋腱損傷の治療」としての効果は圧倒的に異なります。HBOの施行に当たっては、受傷3日程度以内に行うことが望ましいとされています。

柳下ら[21]は、ハムストリングなどの肉離れ症例でHBOを行った群では、有意に安静時・歩行時痛が改善し、筋硬度が減少したと報告しています。また田中ら[22]は、ラグビートップリーグ所属選手のハムストリング肉離れにHBOを行い、早期に競技復帰できることを示唆しています。

なおHBOは、健常選手の運動能力向上への影響は証明されていないため、2010年-ドーピングには該当しません（2017年1月1日現在）。

2. PRP 療法

PRP（Platelet Rich Plasma）は血小板を濃縮したもので、新しい組織や細胞の成長を促す栄養素が豊富に含まれています。各種成長因子を豊富に含んだPRPが損傷部位の再生を促し、治癒力を加速することができます。主に腱、筋内

腱、腱膜に有用です。

血小板中には、PDGF（血小板由来増殖因子）、TGF（T細胞増殖因子）-β、IGF（インスリン様成長因子）-1P、VEGF（血管内皮細胞増殖因子）、EGF（表皮細胞増殖因子）などが含まれています[23]。

患者の腕から採血し、その血液を専用の遠心分離機にかけPRP組織（Buffy coat）を抽出し、治療部位に注射針で注射します。

Wright-Carpentarら[24]は、筋損傷の動物モデルにおいてマウスの腓腹筋挫傷へPRPを投与し、核形成を伴う筋線維数の増加と筋系の増加を認め、PRPの筋再生効果を報告しました。

またSanchesらは、筋損傷したスポーツ選手にPRPを投与した結果、疼痛・腫脹の軽減と回復期間の短縮を認めました[25]。斎田ら[26]も、ハムストリング肉離れに対しPRPの有用性を報告しています。

ただし、2014年11月に施行された「再生医療等安全確保法」でPRPも再生医療と認識され、規制・審査の対象となりました。そのため、それまで多くの施設で行われていたPRP療法も、以降、限定された施設のみでの施行となっています。

3. 手術

主に奥脇分類Ⅲ型（腱断裂または腱付着部での裂離損傷）が適応です。ハムストリング共同腱、大腿四頭筋腱（大腿直筋腱）などが対象となりますが、アキレス腱断裂のように端々縫合できるケースは少なく、Suture anchorを使用するのが一般的です。

4. 競技復帰

各種疼痛（ストレッチ痛、圧痛、収縮痛）の消失、筋力回復、十分なリハビリテーションなどの臨床症状、超音波エコー、MRIなどの画像所見を基に判断していきます。

向井[27]は、筋力は健側の80～90%以上の回復を目安とし、柔軟性に関しても健側と同等になっていることが望ましいとしています。伸張性筋収縮訓練が十分に行え、競技に必要なトレーニングが問題なくできるようになったのを確認して、競技復帰を許可します。

再発と予防

肉離れの再発には、①損傷部位の治癒不全による再発、と②損傷部位の近隣部位の損傷、の2とおりがあります。②の場合、損傷しやすい動作の改善が不十分で起きるため、協調運動などの動作改善のリハビリテーションが重要です。

再発予防に関しては十分なcontrol studyがなく、明確な指標はないのが実情です。競技復帰の明確な指標もありません。

横江[28]は、柔軟性の獲得、筋力の強化、適切なウォーミングアップが重要と述べています。また向井[27]は、適切な技術の習得、遅発性筋痛をはじめとする微細損傷の軽減を挙げています。

1. ストレッチ

ストレッチは静的ストレッチを基本とし、動的ストレッチ、目的筋や拮抗筋に対して筋収縮や伸張を組み合わせるPNF（Proprioceptive Neuromuscular Facilitation：固有受容性神経筋促進法）ストレッチを取り入れることで、柔軟性を獲得することに有用です[27]。またテーピングは、比較的弱い筋腱の補助や収縮制限の効果をもたらすとされています。

2. 熱ショック蛋白

熱ショック蛋白（HSP70）は、体温上昇、低酸素曝露、活性酸素、身体運動などのストレスにより誘導される蛋白です。HSP70の増加は、ストレス耐性を亢進させ、運動後の筋損傷を抑制することが証明されています[29]。また、運動前のホットパックなどの温熱処置が予防につながる可能性もあります。

3. アミノ酸

分枝鎖アミノ酸（ロイシン、イソロイシン、バリン）やグルタミンなどは遅発運動痛を軽減する[30]ことが知られており、また、運動直前の必須アミノ酸の摂取がエネルギー効率をよくする

ことも知られています。

グルタミンが充足していると HSP70 の産生を促し、筋肉のストレスを軽減するため、肉離れの予防につながる可能性があります。ただし、運動能力が向上するかどうかに関しては証明されておらず、したがってドーピングには該当しません（2017 年 1 月 1 日現在）。

治療後のマネジメント

肉離れは、スポーツ活動における代表的な外傷です。スポーツに怪我は付き物ですが、肉離れに関しては原因、受傷起点、発生部位などがある程度わかってきており、また大半が自家筋力によるため、柔軟性、筋力、疲労、運動時の姿勢などを注意することで予防は可能です。

肉離れになった場合の診断や治療、リハビリテーションについての報告は増えつつあり、今後さらに肉離れの医科学的検証が進むことが期待されます。

文　献

1) 武田　寧. スポーツ現場における肉離れの疫学調査－スポーツ特性と問題点. 臨スポーツ医. 2004, 21(10)：1109-1116.

2) 鳥居　俊. 中学生, 高校生の学校スポーツにおけるスポーツ障害とその予防. 臨スポーツ医. 1993, 10(9)：1033-1039.

3) Heidercsheit BC, Sherry MA, Silder A, et al. Hamstring strain injuries：recommendations for diagnosis, rehabilitation, and injury prevention. J Orthop Sports Phys Ther. 2010, 40(2)：67-81.

4) 池野祐太郎. 中学性サッカー選手における身体機能とハムストリング肉離れの関連性について. 体力科学. 2014, 63(3)：343-348.

5) Agre JC. Hamstring injuries：Proposed aetiological factors, prevention, and treatment. Sports Med. 1985, 2(1)：21-33.

6) 仁賀貞雄. 肉離れに関する最新の指針. 日臨スポーツ医会誌. 2014, 22(3)：373-380.

7) Nikolaou PK, Macdonald BL, Glisson RR, et al. Biomechanical and histological evaluation of muscle after controlled strain injury. Am J Sports Med. 1987, 15(1)：9-14.

8) 埜中征哉. 筋損傷から修復のしくみ. 臨スポーツ医. 1991, 8：779-783.

9) Lin T W, Cardenas L, Soslowsky LJ. Biomechanics of tendon injury and repair. J Biomech. 2004, 37(6)：865-877.

10) 奥脇　透. トップアスリートにおける肉離れの実態. 日臨スポーツ医会誌. 2009, 17(3)：497-505.

11) 河野照茂. 大腿部肉離れ治療における筋力の意義. 整形外科治療のコツと落とし穴. 中山書店. 1997, p126-127.

12) 日下昌浩, 大久保衛, 辻　信宏, 他. 筋損傷に対する超音波検査の有用性の検討. 日整外スポーツ医会誌. 1999, 19(3)：21-25.

13) 日下昌浩, 大久保衛. 肉離れの急性期の治療について. 日臨スポーツ医会誌. 2004, 21(10)：1139-1144.

14) Boutin RD, Fritz RC, Steinbach LS. Imaging of sports-related muscle injuries. Radiol Clin North Am. 2002, 40(2)：332-362.

15) Powell RW. Lawn tennis leg. Lancet. 1883, 2：44.

16) 山元勇樹. 大腿二頭筋近位部の肉離れの MRI 所見とスポーツ復帰時期について. 日臨スポーツ医会誌. 2011, 19(3)：617-624.

17) Almekinders LC, Gilbert JA. Healing of experimental muscle strains and the effects of nonsteroidial antiinflammatory medication. Am J Sports Med. 1986, 14(4)：303-308.

18) 岩田　晃. 肉離れに対するリハビリテーション. 日本リハビリ健康科学. 2005, 3：39-42.

19) 松田直樹. 肉離れの治療—再発防止とリハビリテーション. Monthly Book Orthopaedics. 2010, 23(12)：67-73.

20) 日本高気圧環境・潜水医学会. 高気圧酸素治療の安全基準. 2014 年改正版.

21) 柳下和慶. 高気圧酸素治療とスポーツ軟部外傷に対する適応および現況. 日臨スポーツ医会誌. 2009, 17(3)：413-421.

22) 田中哲平, 他. ラグビートップリーグ選手のハムストリング損傷に対する高気圧酸素療法の治療経験. JOSKAS. 2015, 40：887-892.

23) 景山康徳. 整形外科領域における多血小板血漿療法の現況. 浜松大保健医療紀. 2012, 3(1)：7-15.

24) Wright-Carpentar T, Opolon P, Appell HJ, et al. Treatment of muscle injuries by local administration of autologous conditioned serum：animal experiments using a muscle contusion model. Int J Sports Med. 2004, 25(8)：582-587.

25) Sanches A, Antius E, et al. "Aplication of autologous growth factors on skeletal muscle healing"：Oral presentation. Proceedings for the 2nd World Congress on Regenerative Medicine. Leipzig, Germany. 2005.

26) 斎田良知. 筋内腱損傷を伴うハムストリング肉離れに対する多血小板血漿（PRP）療法の経験. 日臨スポーツ医会誌. 2015, 23(4)：5171-5171.

27) 向井直樹. 特集, スポーツ外傷・障害診療実践マ

ニュアル. 筋損傷. *Monthly Book Orthopaedics.* 2010, 23 (5)：1-6.

28) 横江清司. 特集, スポーツによる肉離れ. 肉離れの予防法. *臨スポーツ医*. 1994, 11 (1)：36-39.

29) 三上俊夫, 太田成夫. 運動前の身体加温は運動時の骨格筋損傷を抑制するか否か：熱ショックタンパク質 70 (HSP 70) の発現からの検討. *デサントスポーツ科学*. 2003, 24：145-152.

30) 鈴木良雄. スポーツにおけるアミノ酸の使用法とその効果. *順天堂医学*. 2011, 57 (2)：95-99.

スポーツ外傷のプライマリ・ケア

2017 年 9 月 15 日　第 1 版第 1 刷 ©

編　　　集	岩噌弘志・深井　厚
発 行 人	三輪　敏
発 行 所	株式会社シービーアール
	東京都文京区本郷 3-32-6　〒 113-0033
	☎（03）5840-7561（代）Fax（03）3816-5630
	E-mail／sales-info@cbr-pub.com
	ISBN 978-4-908083-19-8　C3047
	定価は裏表紙に表示
印 刷 製 本	三報社印刷株式会社
	© Iwaso Hiroshi 2017

本書の内容の無断複写・複製・転載は，著作権・出版権の侵害となることがありますのでご注意ください．

JCOPY ＜（社）出版者著作権管理機構　委託出版物＞
本書の無断複製は著作権法上での例外を除き禁じられています．
複製される場合は，そのつど事前に，（社）出版者著作権管理機構
（電話 03-3513-6969，FAX 03-3513-6979，e-mail: info@jcopy.
or.jp）の許諾を得てください．